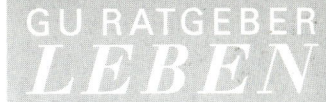
Anita Fischer, Heilpraktikerin

Akne natürlich behandeln

So helfen Naturheilverfahren und Naturheilmittel bei fettiger Haut, Mitessern,
Aknepusteln, Furunkeln.

Wirkungsvolle Anwendungen für die eigen-
verantwortliche Behandlung zu Hause.

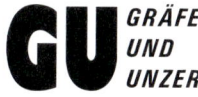

GU *GRÄFE*
UND
UNZER

Wichtiger Hinweis

In diesem Ratgeber sind Möglichkeiten der naturgemäßen Behandlung von Acne vulgaris dargestellt. An dieser Akne-Form leiden vor allem Jugendliche in der Pubertät, aber auch Erwachsene können davon betroffen sein.
Im Zweifelsfall muß ein Arzt aufgesucht werden, der entscheidet, ob es sich um Acne vulgaris handelt, und ob eine naturgemäße Behandlung ausreichend ist.
Jeder Leser ist aufgefordert, in eigener Verantwortung zu entscheiden, ob und inwieweit die in diesem Buch vorgestellten Naturheilmittel und Naturheilverfahren für ihn eine Alternative zu schulmedizinischen Methoden darstellen.

Inhalt

3

Inhalt

Akne und Pubertät

Es ist nicht leicht, die Pubertät, diese ebenso wichtige wie schwierige Zeit zu beschreiben. Sie wissen ja sehr gut, wie einem zumute ist, schließlich befinden sich die meisten von Ihnen noch mittendrin.

Ich erinnere mich noch genau an meinen ersten Pickel: Er »blühte« zwischen den Augenbrauen und verlieh mir die Ähnlichkeit mit einer Inderin. Nach wenigen Tagen heilte er ab, und ich machte mir weder Gedanken darüber, ob noch mehr dieser kleinen, roten Pusteln auftauchen würden, noch was dies für mich bedeuten könnte – schließlich war ich zwölf Jahre alt. Erst als in den folgenden Wochen immer mehr und immer häufiger Pickel erschienen, wurde mir klar, daß mit mir jetzt etwas geschah, das mir bis zu diesem Zeitpunkt völlig unbekannt war – ich stand am Anfang der Pubertät.

Bestimmt haben Sie einiges über die Pubertät gehört oder gelesen; in der Schule wurde Ihnen erklärt, welche körperlichen Veränderungen diese Zeit bringt: Sie wissen zum Beispiel, daß bei Mädchen Monatsblutungen einsetzen, daß Jungen im Alter von 13 Jahren in den Stimmbruch kommen. Theoretisch sind diese Vorgänge sehr leicht zu verstehen, schwierig einzuordnen und vor allem auszuhalten jedoch ist das Auf und Ab der Gefühle.

Betrachten wir ein Mädchen von zehn, daneben eine Frau von fünfundzwanzig Jahren. Große körperliche Unterschiede zeigen die äußere, die sichtbare Reifung; nicht sichtbar beim bloßen Betrachten ist die »Revolution« in der Persönlichkeit. Denn neben den körperlichen Veränderungen sind während dieser wichtigen Entwicklungsphase große seelische Aufgaben zu bewältigen, was einen Menschen nachhaltig prägt: Der Abschied von der sorglosen, unbeschwerten Kindheit und das Hineinwachsen in die Geschlechterrolle von Mann und Frau.

Vom Kind zum Erwachsenen

In Ihrer Kindheit wurden Sie von Ihren Eltern geführt, unangepaßtes Verhalten wurde durch Ermahnungen rechtzeitig abgefangen oder von den anderen toleriert – Sie waren ja noch ein Kind. Das jedoch ändert sich.

Fast von einem Tag auf den anderen sind Sie für Ihr Verhalten selbst verantwortlich. Sie entwickeln eigene Vorstellungen und beginnen, eigene Entscheidungen zu treffen. Sie müssen herausfinden, wie Sie mit neuen, Ihnen noch nicht vertrauten Situationen umgehen, wie mit den Erwartungshaltungen Erwachsener.

Dies lernen Sie durch Versuch und Erfahrung; nach und nach verändert sich Ihr Umgang mit Ihren Freunden und Eltern, während Sie Ihr Verhalten ständig überprüfen.

Diese schwierige Situation bringt es mit sich, daß Heranwachsende sich oft allein gelassen fühlen und glauben, den vielen Anforderungen, die an sie gestellt werden, und die sie an sich selbst stellen, nicht gerecht werden zu können.

Ich höre heute noch meinen Kommentar zu jeder kritischen Bemerkung: »Ihr versteht mich alle nicht!« Natürlich verstand mich keiner. Am wenigsten aber verstand ich mich selbst. Hinzu kam das Gefühl, es nicht mehr aushalten zu können, weg zu müssen, fliehen zu wollen – und eigentlich nicht zu wissen, wovor, und erst recht nicht, wohin.

Sogar die Freizeitgestaltung wurde zum Problem. Einerseits langweilte ich mich zuhause, weil ich, vor allem abends, noch nicht ausgehen durfte, andererseits wollte ich auch nicht mit meinen Eltern und ihren Freunden zusammen sein, zum Beispiel in die Berge gehen, das war mir wiederum zu »rentnermäßig«. Immer war ich – und immer sind Sie – für das eine zu jung, für das andere zu alt.

Dieses »Ich-gehöre-nirgends-dazu-Gefühl« ist der Nährboden für Aggressionen, vor allem Erwachsenen gegenüber, die manchmal nur wenig Verständnis zeigen.

Mit diesen Gefühlen müssen sich alle Menschen in der Pubertät auseinandersetzen. Auch mit der Akne sind die meisten von ihnen während dieser Entwicklungsphase konfrontiert: Sie ist bei 60 bis 70 Prozent aller Jugendlichen mehr oder weniger stark ausgeprägt. Sie sind also mit Ihren Problemen nicht die Ausnahme, sondern eher »die Regel«.

Allerdings wollte ich gerade dies damals nicht hören, ich konnte nicht verstehen, daß außer mir zigtausende mit den gleichen Sorgen zu kämpfen hatten. In meiner Seelenkrise, die ich für besonders schlimm hielt, fühlte ich mich sehr allein, während mir Gleichaltrige bereits selbstsicher erschienen in der Wahl ihrer Freunde und Interessen, auch schon zielgerichtet in ihren Vorstellungen und Lebensplänen. Ich dagegen fühlte mich hin- und hergerissen und legte Verhaltensweisen an den Tag, über die ich mich selbst oft wunderte. Eigentlich wollte ich niemanden kränken, wenn ich launisch war, ich wollte außerdem manchmal wirklich witzig sein, vor allem selbstsicher wirken – und zog mich doch immer wieder verletzt, auch beleidigt zurück. Natürlich konnte ich mich selbst oft nicht ausstehen.

Gefühle von Unsicherheit

Nicht genug damit, daß ich mich mit Ungeduld und Unzufriedenheit plagen mußte, ich verliebte mich auch zum ersten Mal in meinem Leben unsterblich und, da war ich mir sicher, für immer – während die Pickel in meinem Gesicht blühten. Gerade in einer solchen Situation können viele negative Gefühle entstehen. Man fühlt sich minderwertig, schämt sich, ekelt sich vielleicht sogar vor sich selbst. Natürlich ändert sich auch das Verhalten.

Gefühle prägen das Verhalten

> Wer deutlich sichtbare Aknepusteln im Gesicht hat, wird vor allem von diesem äußeren Makel abzulenken versuchen. Entweder er überspielt seine Minderwertigkeitsgefühle mit Hilfe von besonders saloppem Auftreten, oder er zieht den Kopf ein, läßt die Schultern hängen und spricht kein Wort.
> Hautprobleme jeder Art, wenn sie nach außen sichtbar sind, prägen das Verhalten des Betroffenen nachhaltig und oft noch weit über die Pubertät hinaus.

Die Pickel sind natürlich an allem schuld, verhindern nicht gerade sie zum Beispiel auch körperlichen Kontakt? Dabei dreht sich doch das ganze Leben um Zärtlichkeit.

Als Sie in die Pubertät kamen, war es mit den Berührungen der Kindheit vorbei, aber der Wunsch, liebevoll berührt, gestreichelt zu werden, ist geblieben. Die Sehnsucht nach direktem Kontakt zu einem anderen Menschen hat sich jedoch verändert. Einerseits empfinden Sie eine gewisse Scheu, haben ein »komisches« Gefühl, wenn Sie daran denken; diese Empfindungen sind ebenso neu für Sie wie faszinierend. Andererseits wissen Sie nicht genau, ob Sie eine freundschaftliche Beziehung überhaupt eingehen möchten.

Wunsch nach Zärtlichkeit

Dieser innere Konflikt, das Hin- und Hergerissensein zwischen dem Wunsch nach Berührung und der gleichzeitigen Scheu oder sogar Angst davor, führt zu einer Verschlimmerung der Akne.

Akne als »Alibi«?

Häufig hat die Akne auch eine Alibifunktion: Da man glaubt, unattraktiv und häßlich zu sein, kann man sich getrost in sein Schneckenhaus zurückziehen. Die Angst, zurückgewiesen, enttäuscht zu werden, ist so groß, daß man sich am liebsten auf nichts Neues einlassen möchte – was häufig zu Passivität und Einzelgängertum führt.

Diese Haltung hat auch mit der Bilderflut zu tun, die täglich auf uns einstürmt und sich in unseren Köpfen festsetzt. Bilder von jungen, schönen und erfolgreichen Frauen und Männern mit makelloser Haut, aber auch Bilder aus der Werbung für Akne-Mittel. Sie zeigen uns in eindeutiger, fast brutaler Form, daß nur der Anspruch auf Zuneigung hat, der seine Pickel ein für allemal »besiegt« hat. Akne wird als eine eher abstoßende Hauterkrankung dargestellt, als ein Übel, das möglichst schnell beseitigt werden muß.

Werbung nicht ernst nehmen

Von diesen Bildern sollten Sie sich schnellstens lösen, sie »arbeiten« mit Ihren Ängsten und führen zu Wunschbildern, die mit Ihrem eigentlichen Leben nichts zu tun haben.

Miteinander sprechen!

Es ist bedauerlich, daß frei ausgetragene und klärende Gespräche über Akne, die Erfahrungen und Empfindungen von Jugendlichen einbeziehen, nur sehr selten stattfinden – sowohl in der Öffentlichkeit, als auch, was wirklich traurig ist, in der Familie, mit den Eltern.

Deshalb halten sich auch hartnäckig Vorurteile, zum Beispiel dies, daß Akne etwas mit einer Verunreinigung der Haut zu tun hat oder durch sexuelle Kontakte gebessert werden kann.

Aus all diesen Gründen ist es wichtig, sich um eine richtige Darstellung der Ursachen der Akne, vor allem aber um eine verständliche Vermittlung von Hilfen zu bemühen – was ich mit diesem Ratgeber nach bestem Wissen und Gewissen getan habe.

Über die Behandlung

Es wäre sicher nicht richtig, Akne nur als eine Erkrankung der Haut zu betrachten. Sowohl körperliche Vorgänge, vor allem die hormonellen Umstellungen während der Pubertät, als auch seelische Faktoren spielen bei dieser Hautveränderung eine große Rolle.

Seele und Haut stehen offensichtlich in engster Beziehung zueinander: Wir erröten, wenn wir verlegen sind, werden blaß vor Schreck, schwitzen vor Angst oder bekommen, wenn wir uns fürchten oder von etwas besonders angerührt sind, eine Gänsehaut. **Haut und Seele**

Junge Menschen, die ihrer Akne wegen zur Behandlung kommen, reagieren oft sehr ungeduldig, sie schlagen alle Empfehlungen in den Wind, wenn sie nicht sofort zu einer deutlich sichtbaren Verbesserung ihrer Haut führen. Ich versuche dann immer wieder zu erklären, daß es eine ganze Reihe verschiedener Akne-Formen gibt, die wiederum von unterschiedlichen Faktoren beeinflußt werden, so von

- Verdauungsstörungen,
- ungesunder Lebensweise,
- falscher Ernährung, **Schädigende Einflüsse –**
- Übersäuerung des Körpers,
- falschen Zahnfüllungen,
- äußeren Einflüssen wie Schadstoffen, Umweltgiften oder Kosmetika,
- der Belastung des Körpers mit Giften.

Soll die Behandlung der Akne zum Erfolg führen, also zu einer Heilung, gilt es, diese schädigenden Einflüsse so weit wie irgend möglich auszuschalten. **– ausschalten**

> Das bedeutet für Sie: Nur wenn Sie die Empfehlungen, die ich Ihnen in diesem Buch gebe, wirklich beherzigen, wenn Sie die Anwendungen, die ich genannt habe, geduldig über einen längeren Zeitraum in eigener Verantwortung durchführen, können sich bei dieser äußerst hartnäckigen, aber durchaus heilbaren Hauterkrankung sichtbare Erfolge einstellen.

Neben den eher äußeren Faktoren, auf die ein jeder in hohem Maß Einfluß nehmen kann, gibt es Zusammenhänge innerer Art, die zu beeinflussen fast unmöglich ist: Was sich äußerlich auf Ihrer Haut abspielt, ob es sich nun um Mitesser oder um Pusteln handelt, hängt vor allem mit der in der Pubertät veränderten Hormonproduktion zusammen (→ Seite 17).

Hormon-»chaos« Diese Veränderungen beeinflussen den gesamten Stoffwechsel, also alle Vorgänge, die uns das Leben erst möglich machen, so daß es zu einem regelrechten Durcheinander im Inneren Ihres Körpers kommt. Dieses »Chaos« ist bedingt durch die biologisch notwendige Umstellungsphase und läßt sich nicht mit Medikamenten wieder »in Ordnung« bringen.

Verantwortung übernehmen – aktiv werden!

Aber es gibt Hilfen, die auf natürliche Weise regulierend wirken: Die Selbstheilungskräfte des Körpers müssen aktiviert werden. Dies ist nur unter der Voraussetzung möglich, daß dem Körper die lebenswichtigen Nährstoffe mit einer ausgewogenen Ernährung, somit in ausreichender Menge zugeführt werden. Auch die Haut braucht diese Stoffe, um heilen zu können. Deshalb sollten Sie sich möglichst gesund ernähren; was Sie dabei im einzelnen zu beachten haben, finden Sie im Kapitel »Ernähren Sie sich gesund« (→ Seite 22). **Natürliche Hilfen**

Bewegung an der frischen Luft, viel Sonne, ausreichend langer Schlaf sowie der Verzicht auf Alkohol und Zigaretten – auch das gehört zu einer gesunden Lebensweise (Anregungen und Hilfen finden Sie auf den Seiten 33, 35 und 36).

Daß auch gegen die Akne ein Kraut gewachsen ist, zeigen die Erfolge, die eine Behandlung mit altbewährten pflanzlichen Heilmitteln hat; meine Empfehlungen habe ich Ihnen auf den Seiten 48 und 51 zusammengestellt.

Richtige Pflege Das Einmaleins der Hautpflege gehört ebenfalls zu Ihren Grundlektionen, darüber hinaus gibt es viele einfache Anwendungen, um Heilungsprozesse in Gang zu setzen. Ich informiere Sie darüber ausführlich im Kapitel »Hautpflege – richtig gemacht« (→ Seite 42).

Alles, was Sie darüber hinaus brauchen, um Ihre Akne zu heilen, sind ein bißchen Eigeninitiative und Freude daran, einmal Begonnenes auch zu Ende zu führen. Lassen Sie sich nicht entmutigen, wenn dann und wann wieder ein neuer Pickel erscheint. Akne, die in der Pubertät häufig auftretende Hauterkrankung, ist eine normale, aber keineswegs notwendige Begleiterscheinung dieser wichtigen Umbruchphase. Sehen Sie Ihre Akne als Herausforderung an, der Sie sich stellen.

Helfen Sie sich selbst!

Akne und Haut

Da sich die Akne auf der Haut abspielt, möchte ich Ihnen die wichtigsten Aufgaben unseres größten Organs vorab erläutern, damit Sie die Zusammenhänge erkennen.

Aufgaben der Haut
Die Haut umhüllt den Körper und schützt uns vor Verletzungen, vor Hitze und Kälte, vor dem Eindringen von Krankheitserregern. Ohne den Schutz, den die Haut uns gewährt, wäre unser Leben nicht vorstellbar.

Über die Haut nehmen wir auch alle äußeren Reize auf – Berührung, Druck, Kälte, Wärme –, die über die Nervenbahnen ans Gehirn weitergeleitet werden.

Überdies ist die Haut das »Äußere unseres Inneren«; viele körperliche Vorgänge zeigen ihre Reaktionen auf unserer Haut. Bei Wut erröten wir oder werden blaß, Anstrengung und Aufregung führen zu Schweißausbrüchen, eine ungesunde Lebensweise hinterläßt deutliche Spuren von Abgespanntheit und Müdigkeit auf der Haut.

Das Wichtigste über den Aufbau der Haut

Wie setzt sich dieses Schutz- und Sinnesorgan zusammen, woraus besteht unsere Haut? Drei Schichten sind es, aus denen sie aufgebaut ist: Ihre Oberfläche, die Oberhaut (Epidermis) besteht ausschließlich aus Zellen, die sich unablässig neu bilden, teilen, schließlich verhornen und als Hautschuppen abgestoßen werden. Diese Hautschuppen bilden zusammen mit dem Säure-Schutz-Mantel (→ Seite 14) eine Schutzschicht, die dafür sorgt, daß keine Bakterien und Krankheitserreger in tiefere Hautschichten eindringen. **Oberhaut**

Der Oberhaut folgt die Lederhaut; sie ist durchzogen von Blutgefäßen, in denen Sauerstoff und die lebenswichtigen Nährstoffe transportiert werden, die die Haut braucht, um sich immer wieder zu erneuern. In dieser Hautschicht liegen auch die Druck- und Tastkörperchen (Rezeptoren), die äußere Reize aufnehmen, sowie die Schweiß- und Duftdrüsen, deren Sekret (Absonderung) verantwortlich ist für den einem jeden von uns eigenen Körpergeruch. **Lederhaut**

Unter der Lederhaut liegt die Unterhaut, ein lockeres Bindegewebe, in dem große Fettzellen eingelagert sind. **Unterhaut**

Um Ihnen die Akne-Entstehung genauer zu erläutern, muß ich noch einmal von der Lederhaut sprechen: In dieser Hautschicht befinden sich die Haarschäfte mit ihren Anhangsgebilden, den Talgdrüsen, die ein fettendes, öliges Sekret absondern, den Talg.

Talgdrüsen

Der Talg gelangt mit Hilfe von Hornlamellen über den Ausführungsgang der Talgdrüsen zur Hautoberfläche und sorgt dafür, daß Haare und Haut geschmeidig bleiben.

Durch die veränderte Hormonlage in der Pubertät (→ Seite 17) sind die Talgdrüsen besonders angeregt und produzieren mehr Talg als während Ihrer Kindheit – Ihre Haut ist fettig und glänzt leicht, auch die Haare fetten schneller, als Sie es bisher gewohnt waren (→ auch Seite 59).

Haut und Körpertemperatur

Die Blutgefäße in der Lederhaut haben neben der Ernährung der Haut eine weitere wichtige Aufgabe: Sie sind an der Regulierung der Körpertemperatur wesentlich beteiligt. Der Stoffwechsel des Körpers kann nämlich nur richtig funktionieren, wenn alle Organe ihre optimale Betriebstemperatur haben.

Steigt die Körpertemperatur, werden vom Gehirn über Nervenbahnen Signale an die Haut gesandt, Wärme abzugeben; wenn nötig, wird die Körpertemperatur auch mit Hilfe der Schweißabsonderung reguliert: Der sich bildende Schweiß verdunstet auf der Haut, es entsteht Verdunstungskälte, die kühlend wirkt.

Temperatur-Regelung

Wenn wir uns anstrengen, beispielsweise Sport treiben, wird unsere Haut rosig warm; der Grund dafür: Das Herz-Kreislauf-System wird angeregt, das Herz pumpt schneller, die Blutgefäße erweitern sich, die Haut wird also besser durchblutet und kann überschüssige Wärme nach außen abgeben.

Sinkt die Körpertemperatur, gibt das Gehirn über Nervenbahnen Signale an die Haut, die Blutzufuhr in die Hautgefäße zu drosseln: Die Blutgefäße ziehen sich zusammen, um die nötige Wärme nicht zu verlieren.

Solange diese Wärmeregulation reibungslos funktioniert, kann der Organismus ungestört arbeiten. Wie jede Fähigkeit kann auch diese trainiert werden. Dies geschieht mit Hilfe so natürlicher Reize, wie sie durch Luft und Sonne (→ Seite 36), aber auch durch Wasser ausgelöst werden. Luft, Sonne und Wasser also sind »natürliche Heilmittel«,die uns jederzeit zur Verfügung stehen.

Säure-Schutz-Mantel – was ist das?

Schutz gegen äußere Einflüsse Es gibt viele äußere Einflüsse, vor denen uns die Haut schützen muß. Denken Sie nur an die Bakterien und Krankheitserreger, die uns ständig bedrohen. Sie werden abgewehrt vor allem durch den Säure-Schutz-Mantel, der die Hautoberfläche »überzieht« und aus Absonderungen von Talg- und Schweißdrüsen besteht. Zusammen mit den Hautschuppen bildet er eine undurchdringliche Barriere, die unseren Körper vor schädigenden Einflüssen von außen schützt.

So entsteht Akne

Akne – was ist das? Bevor ich Ihnen erläutere, wie diese Hautkrankheit entsteht, möchte ich einige Dinge »klarstellen«, die immer wieder zu einer falschen Beurteilung führen:
● Akne hat nichts zu tun mit einer Verunreinigung der Haut; niemand bekommt Mitesser oder Eiterpusteln, weil er sich zu wenig wäscht.
● Akne ist nicht ansteckend, wie viele Menschen immer noch glauben.
● Akne ist eine Hauterkrankung in vielfältiger Ausprägung. Die Akne-Formen müssen Sie kennen, um Ihre Akne richtig behandeln zu können (→ Seite 15, 16, 19).
● Die Ursachen der Akne sind ebenso vielfältig wie ihre Ausprägungen. Allein der Zeitpunkt ihres Auftretens deutet darauf hin, daß innere Faktoren, vor allem die hormonelle Umstellung während der Pubertät, eine große Rolle spielen (→ Seite 17).
● Es gibt auch seltene Akne-Formen, die allein auf äußere Einflüsse zurückzuführen sind oder seelische Ursachen ha-

14

ben (→ Seite 19). Durch ihr äußeres Erscheinungsbild weisen diese Akne-Formen Ähnlichkeiten auf mit der in der Pubertät auftretenden Akne-Form, der Acne vulgaris (→ Seite 16).

Fettige Haut und Mitesser

Während Ihrer Kindheit war Ihre Haut glatt und weich, war wie ein Pfirsich; jetzt zeigt vor allem Ihr Gesicht oft Unreinheiten, es glänzt leicht, außerdem fetten Ihre Haare sehr schnell. Der medizinische Fachausdruck für fettige Haut und fettende Haare ist Seborrhoe.

Die Seborrhoe ist die Grundlage für jede Akne; ohne diese erhöhte Fettproduktion könnten keine Mitesser entstehen, es würden sich keine Eiterpusteln entwickeln.

In der Pubertät wird verstärkt Talg produziert; als Auslöser hierfür gelten die Androgene, die männlichen Geschlechtshormone, die sich sowohl im männlichen als auch im weiblichen Organismus entwickeln (› Seite 18)· Sie bewirken eine vermehrte Talgbildung.

Androgene und Talgproduktion

Bei vielen Menschen kommt eine Veranlagung hinzu – die Größe der Talgdrüsen ist erblich bedingt.

Wird zuviel Talg produziert, kommt es zu einem Verschluß des Ausführungsganges der Talgdrüse (→ Seite 13), die Talgmassen werden nicht mehr abtransportiert. Die Hornlamellen im Inneren der Talgdrüse, die dafür sorgen, daß der Talg zur Hautoberfläche gelangt, werden von den Talgmassen zusammengeschoben und verhärten schließlich – ein Mitesser ist entstanden.

Mitesser

Mitesser bilden schwarze Punkte auf der Haut; diese dunklen Erhebungen bestehen nicht aus Schmutz, wie man denken könnte, sondern entstehen durch die Einwirkung von Licht und Bakterien auf die Haut.

In seltenen Fällen verhärten sich die Hornlamellen bereits in einem unteren Teil des Ausführungsgangs der Talgdrüse, so daß der Mitesser an der Hautoberfläche nicht sichtbar ist.

Treten vermehrt Mitesser auf, sprechen wir von einer Komedonen-Akne (Komedo = Mitesser). Diese Akne-Form also ist in der Pubertät »Vorläufer« der Eiterpusteln.

15

Eiterpusteln

Durch Mitesser kann es aber auch zu einem entzündeten Akne-Pustel kommen. Die Voraussetzungen dafür: Der Mitesser verstopft den Ausführungsgang der Talgdrüse, während die Talgdrüse weiterhin Talg produziert; die Talgmassen können nicht mehr abfließen, sie stauen sich und gelangen in das umliegende Gewebe. Dieser Vorgang löst eine Entzündung aus; es entsteht Eiter, der nach außen tritt, sichtbar durch einen mit Eiter gefüllten Akne-Pustel. Diese Akne-Form wird als papulo-pustulöse Akne (Papeln = Knoten, Pusteln = Eiterpickel) bezeichnet.

Entzündung

Acne vulgaris

Beide Formen, die Komedonen-Akne und die papulo-pustulöse Akne, sind in der Fachsprache unter dem Oberbegriff »Acne vulgaris« (vulgaris = gewöhnlich) zusammengefaßt.
Acne vulgaris ist die am häufigsten vorkommende Akne-Form, die, hormonell bedingt, vor allem in der Pubertät auftritt. Die Akne-Pusteln treten bevorzugt auf der Stirn, aber auch auf der Nase und am Kinn auf.

Häufigste Akne-Form

Das müssen Sie bei der Acne vulgaris unbedingt beachten:
● Entzündete Pickel sind lästig, sie jucken und schmerzen. Ohne Behandlung können Wochen, sogar Monate vergehen, bis die Entzündung abgeklungen ist. Deshalb versuchen die meisten Betroffenen, an ihren Pickeln herumzudrücken, sie auszuquetschen.
Von einer unsachgemäßen Eigenbehandlung muß ich Ihnen jedoch dringend abraten. Bakterien, die ständig auf der Hautoberfläche angesiedelt sind, dringen leicht durch die kleinen Öffnungen, die nach dem Manipulieren entstanden sind, in tiefere Hautschichten ein. Die Stoffwechselprodukte dieser Bakterien fördern die entzündliche Umwandlung der Talgdrüse in Akne-Pusteln.

Wichtig

● Manipulationen an tiefsitzenden, entzündeten Eiterpusteln können darüber hinaus lebensbedrohliche Folgen haben. Durch Herumquetschen und Drücken kann Eiter in die abfließenden Venen gelangen, im ungünstigsten Fall pflanzt sich die entstehende Entzündung entlang der Venen bis ins Gehirn fort. Auf diese Weise kann es zu einer Gehirnhaut-

16

entzündung kommen, die sehr häufig bleibende Schäden im motorischen Bereich hinterläßt, etwa Lähmungen oder Koordinationsstörungen. Eine Gehirnhautentzündung kann den Tod zur Folge haben.

Im Zusammenhang mit der Hautreinigung erläutere ich Ihnen, wie Sie Ihre Mitesser auf sachgerechte Weise entfernen können (→ Seite 53).   **Hilfe**

Akne und Hormonhaushalt

Ich habe schon hier und da von hormoneller Umstellung während der Pubertät gesprochen, denn diese Umstellungen gelten als Hauptursache für die Entstehung der Acne vulgaris. Damit Sie auch hier die Zusammenhänge erkennen können, erläutere ich Ihnen kurz Hormonhaushalt und Stoffwechselsituation.

> Unter dem Begriff »Stoffwechsel« werden alle Vorgänge zusammengefaßt, die uns das Leben ermöglichen: Die Umwandlung von lebenswichtigen Nährstoffen in die für unsere Körperzellen notwendige Energie – für den Abbau verbrauchter, abgestorbener oder kranker Zellen, den Aufbau neuer Zellen, für jede Art von Arbeit, die unser Organismus zu erbringen hat.

Wie »funktioniert« der Stoffwechsel, welche Rolle spielen dabei die Hormone?

Das Stoffwechselgeschehen ist sehr komplex. Wie ein hochkompliziertes Räderwerk greift ein Mechanismus in den anderen, bedingt eine Funktion die andere. Deshalb möchte ich Ihnen im Folgenden in einfacher Form das Wichtigste darstellen, eben nur das, was Sie im Zusammenhang mit Ihrer Akne wissen sollten:

»Räderwerk« Stoffwechsel

- Die Schilddrüse produziert Hormone, die wesentlich in den Stoffwechsel eingreifen; sie fördern beim Kind Wachstum und Reife.
- Die Nebennieren (kleine, dem oberen Pol jeder Niere aufsitzende Drüsen) produzieren neben anderen Hormonen das

17

Adrenalin

Streßhormon Adrenalin, das vor allem in Gefahrensituationen, zum Beispiel bei einem Schreck oder Schock, ausgeschüttet wird – eine Schutzreaktion für den Organismus: Adrenalin steigert Herzleistung und Muskelspannung und erhöht den Blutdruck – der Körper ist also bereit, auf die Gefahren angemessen zu reagieren.

● Die Eierstöcke der Frau produzieren die weiblichen Geschlechtshormone, die Östrogene. Jeder weibliche Organismus produziert außer diesen Hormonen in geringem Umfang auch männliche Hormone (Androgene); nur so kann eine harmonische Hormonsituation entstehen.

Östrogene

● Die Hoden beim Mann produzieren die männlichen Geschlechtshormone, die Androgene. Ihre Aufgabe ist die Samenbildung. In der Pubertät steuern die Androgene auch das Genitalwachstum, die Behaarung, die Kehlkopfgröße und, wie schon gesagt (→ Seite 15), die Talgdrüsenproduktion. Jeder männliche Organismus produziert außer diesen Hormonen in geringem Umfang auch weibliche Hormone (Östrogene); nur so kann eine harmonische Hormonsituation entstehen.

Androgene

● Die Hypophyse, die Hirnanhangsdrüse als übergeordnetes Steuerungsorgan, kontrolliert und steuert die Hormonausschüttung aller Drüsen.

In der Pubertät, der Zeit der Geschlechtsreife, des Erwachsenwerdens, veranlaßt die Hypophyse die Eierstöcke/Hoden, vermehrt Hormone zu bilden und auszuschütten. Bildung und Ausschüttung zum Zweck der Entwicklung geschehen aber nicht immer planvoll, sondern noch ungeordnet – mal werden zu viel Hormone, mal zu wenig Hormone produziert und ausgeschüttet.

**Hormon-
»Durch-
einander«**

● Da die Hormonproduktion der beiden Drüsen (Eierstöcke beziehungsweise Hoden) noch nicht planvoll geschieht, reagiert die Hypophyse »irritiert«, »nervös«: Das bis zur Pubertät ungestörte hormonelle Zusammenspiel der anderen Drüsen – Schilddrüse, Nebennieren – gerät somit auch mehr oder weniger stark aus dem Gleichgewicht.

Dieses »Durcheinander« besteht so lange, bis der Hormonstoffwechsel sich harmonisiert hat, der Organismus also erwachsen geworden ist.

Sie alle kennen die Auswirkungen, wenn beispielsweise die Schilddrüse zu viele Hormone produziert: Es treten Heißhunger, Schwitzen, Herzklopfen und andere nervöse Beschwerden auf.

Produziert und schüttet die Schilddrüse zu wenig Hormone aus, reagiert der Körper mit Frieren, Antriebsschwäche und Verstopfung. **Mögliche Folgen**

Auch die Nebennieren produzieren in der Pubertät häufiger mehr Adrenalin, als der Körper wirklich braucht, was unter anderem Herzklopfen und Schweißausbrüche auslöst.

Sie sehen: Alles ist etwas aufgestört, noch unharmonisch, durcheinander. Jetzt verstehen Sie, warum Sie oft unruhig, nervös, unausgeglichen oder gar aggressiv sind.

> Die Stoffwechselsituation in der Pubertät also trägt entscheidend zu dem ständigen Auf und Ab der körperlichen und der seelischen Empfindungen bei. Alle Menschen machen diese Umstellungsphase durch, sie ist also normal und dauert so lange an, bis der Hormonstoffwechsel harmonisch funktioniert und somit das Ende der Pubertät erreicht ist.

Seltene Akne-Formen

Neben der Acne vulgaris gibt es verschiedene Akne-Formen, die nicht nur in der Pubertät auftreten; der Vollständigkeit halber möchte ich sie kurz erläutern.

Acne conglobata

Aus der Acne vulgaris kann sich diese weitaus seltenere Akne-Form entwickeln (conglobare = zusammenballen). Einige Monate nach dem Auftreten von Mitessern und Akne-Pusteln erscheinen plötzlich tiefsitzende, furunkelähnliche und sehr schmerzhafte Knoten, die an Abszesse erinnern. **Sofort zum Arzt** Sie treten vor allem an den Schläfen und im unteren Wangenbereich auf. Wenn sich diese Knoten nach außen entleeren, bleiben meist trichterförmige, entstellende Narben zurück. An diesen, an Abszesse erinnernde Eiterpusteln darf auf keinen Fall herumgedrückt werden. Ärztliche Behandlung ist angezeigt.

Kratz-Akne (Acné excoriée)

Die Kratz-Akne, ein eigenes Krankheitsbild, hat weder die gleichen Ursachen noch das gleiche Erscheinungsbild wie die Acne vulgaris. Sie entsteht, wenn an kleinen Hautveränderungen gequetscht und gekratzt wird, und sich dadurch entzündete Pickelchen bilden. Sobald nicht mehr an der Haut gekratzt wird, verschwindet diese Akne-Form wieder. Es bleiben jedoch kleine Narben zurück. Der Zwang zum Manipulieren an der Haut, der deutliche Quetschspuren hinterläßt, hat seelische Ursachen. Ärztliche Behandlung ist angezeigt.

Seelische Ursachen

Obwohl die im folgenden erläuterten Akne-Formen auf äußere Einflüsse zurückzuführen sind, sollten Sie stets beachten:

> Eine bereits bestehende Akne, gleichgültig welcher Form und Ausprägung, kann durch Kosmetika, Chlor, bestimmte Medikamente, durch Teer- und Erdölprodukte verschlimmert werden.

Kosmetik-Akne

Kosmetische Präparate wie Make-up, aber auch Sonnenschutzmittel, enthalten chemische Substanzen, die bei empfindlicher Haut die Kosmetik-Akne auslösen können. Mitesser und Eiterpusteln treten dann dort auf, wo diese Präparate vermehrt aufgetragen wurden, etwa an Wangen oder Stirnpartie; sie verschwinden, sobald das Kosmetikprodukt weggelassen wird.

Chlor-Akne

Chlor kennen wir als Reinigungs- und Desinfektionsmittel zum Beispiel in Hallenbädern. Sowohl durch Hautkontakt als auch durch das Einatmen der Dämpfe kann Akne ausgelöst werden. Das ist jedoch nur bei besonders empfindlicher Haut der Fall.

Bei empfindlicher Haut

Medikamentös bedingte Akne
Durch die Einnahme bestimmter Medikamente kann diese
Akne-Form ausgelöst werden. Sie tritt nur dann auf, wenn
das Medikament über einen längeren Zeitraum eingenom-
men wurde. Die Akne verschwindet langsam wieder, nachdem die Präparate weggelassen wurden.
Medikamente, die Akne auslösen können:

● Schlaf- und Beruhigungsmittel, die Brom enthalten,
● Präparate, die Vitamin B enthalten,
● Salben, Cremes und Tinkturen, die Kortison enthalten.

Diese Präparate werden häufig bei Hauterkrankungen verschrieben. Fragen Sie Ihren Therapeuten.

Fragen Sie Ihren Therapeuten

Beruflich bedingte Akne
Teer- und Erdölprodukte, zum Beispiel Benzin, Heizöl,
Schmieröle oder technische Öle, können bei Berührung ein
akneähnliches Bild entstehen lassen. Die Haut ist an den
Stellen, an denen ein Kontakt mit diesen Substanzen statt-
fand, von Mitessern übersät. Deshalb tritt diese Akne-Form
vor allem an den Unterarmen auf, seltener im Gesicht. Betroffen sind Menschen, die dauernd mit Teeren und Ölen in
Berührung kommen (Straßenarbeiter, Tankwarte oder Auto-
mechaniker).

Zu einer gesunden Lebensweise finden

Pubertät bedeutet, wie gesagt, hormonelle Umstellungen, Durcheinander, »Chaos vor der Ordnung«, bedeutet auch Suche nach Identität – neue Wege sind zu finden und zu gehen. Nicht nur unser Körper, auch unsere Gefühle sind in einem ständigen Auf und Ab. Da sind Hilfen nötig.

Sie können sich am besten selbst helfen, indem Sie
- sich gesund ernähren,
- auf Genußmittel verzichten,
- für ausreichenden Schlaf sorgen,
- Licht, Luft und Sonne als natürliche Heilmittel nutzen.

Ernähren Sie sich gesund

Essen und trinken Sie, was Ihnen Spaß macht, unbekümmert und ohne nachzudenken – zum Beispiel Pommes frites mit Ketchup, Schweinebraten mit Sauce, Hamburger, Cola-Getränke, Limonaden? Wenn ja, dann gehören Sie zu den Menschen, die ihre Ernährung umstellen sollten – langsam, aber stetig.

> Eine Ernährungsumstellung ist als begleitende Maßnahme Ihrer Akne-Behandlung unabdingbar – eine gesunde Ernährung entlastet den Stoffwechsel und aktiviert die Selbstheilungskräfte.

Beginnen Sie Ihre Ernährungsumstellung mit einfachen Dingen, schon ein Müsli zum Frühstück statt einer Weißmehlsemmel mit Marmelade kann der erste Schritt sein.

Gleichgewicht

Allerdings reicht es nicht, sich nur die schönen und bequemen Seiten einer Ernährungsumstellung herauszusuchen – gesund leben, bedeutet auch, immer wieder zu versuchen, Körper und Seele ins Gleichgewicht zu bringen. Was ist damit gemeint?

Zunächst etwas sehr einfaches: Machen Sie sich Gedanken über das, was Sie essen, fragen Sie sich, was Nahrungsaufnahme für Sie bedeutet. Achten Sie auch darauf, ob zum Beispiel ein Müsli zum Frühstück Ihnen nicht nur besser schmeckt, sondern Sie auch länger sättigt, länger »befriedigt«, so daß Sie im Laufe des Vormittags nur etwas Obst brauchen, um bis zum Mittagessen fit zu bleiben.

> Vollziehen Sie also jeden einzelnen Schritt zu einer gesunden Ernährung bewußt. Nach einiger Zeit werden Sie merken, daß Sie sich wohler fühlen, daß Sie ruhiger sind, besser mit sich und Ihren Freunden umgehen können, und vor allem dies: daß Ihre Akne sich bessert. Fangen Sie also gleich heute damit an, sich in dieser für Sie viel gesünderen Weise zu ernähren.

Akne-Diät: Der falsche Weg

Zu mir kam neulich eine junge Frau in die Praxis, die sich, in der Annahme, ihre Akne damit zu heilen, seit zwei Jahren nur von Mineralwasser, Salat und Vollkornbrot ernährt. Dies sind zweifellos gesunde Lebensmittel; meine Patientin aber fühlte sich zunehmend müde, unkonzentriert, unruhig – und ihre Akne blühte.

Ein junger Patient, der kürzlich kam, hatte seit Monaten nur Rohkost gegessen; er war blaß, abgemagert, seine Haare wirkten dünn und brüchig – auch seine Akne hatte sich während der Zeit seiner Diät nicht gebessert.

Beispiele, die zu denken geben

Mit diesen Beispielen möchte ich Sie eindringlich vor extremen Ernährungsformen warnen. Unser Körper ist angewiesen auf eine ausgewogene Ernährung, mit der wir ihm alle lebenswichtigen Nährstoffe zuführen.

Ernährungsfehler und die Folgen

Wie ernähren Sie sich?

Bedingt durch unsere Lebensweise sind Ernährungsfehler sehr verbreitet. Viele Menschen essen das Falsche, sie essen zu viel, zu hastig und zur verkehrten Zeit. Zudem enthält unsere Ernährung viele wertlose oder den Stoffwechsel belastende Nahrungsmittel, zum Beispiel Zucker und Weißmehl (→ Seite 25, 26), sie enthält zu wenig Ballaststoffe, zu wenig Vitamine, zu wenig Mineralstoffe.

Die Folge einer falschen Ernährung: Die Darmflora, die natürliche Besiedlung des Darms mit Bakterien, wesentlicher Bestandteil unseres Abwehrsystems (→ Seite 73), wird zer-

Krankheit als Folge

stört. So können sich krankmachende Bakterien oder Pilze einnisten; sie verhindern die Aufnahme der lebenswichtigen Nährstoffe ins Blut und führen zu einer Schwächung unseres Abwehrsystems.

Lebenswichtige Nährstoffe

Wir können nur arbeiten, schlafen, denken, uns bewegen, also leben, so lange wir unserem Körper mit der Nahrung die Stoffe zuführen, die ein reibungsloses Funktionieren des Stoffwechsels garantieren. Als Stoffwechsel, das wissen Sie bereits, bezeichnen wir alle Lebensvorgänge des Organismus, für die er Stoffe von außen aufnimmt, sie auf chemischem Wege für sich verwertbar macht und zielgerichtet einsetzt, während er Abbauprodukte ausscheidet.

Der Stoffwechsel also ist ein Ineinandergreifen einer unendlich großen Zahl von Vorgängen, ein »Mechanismus«, der sehr störanfällig ist. Das macht verständlich, wie wichtig es ist, unserem Organismus die notwendigen Nährstoffe in optimaler Zusammensetzung mit der Nahrung zuzuführen.

Als essentielle, also lebenswichtige Nährstoffe liefern uns Eiweiß, Fett und Kohlenhydrate in unserer Ernährung die Energie, die wir zum Leben brauchen, während Vitamine und Mineralstoffe für eine Vielzahl von Stoffwechselvorgängen notwendig, also für uns auch lebensnotwendig sind. Ballaststoffe, unverdauliche Nahrungsbestandteile, obwohl sie nicht zu den essentiellen Nährstoffen gezählt werden, sind dennoch unersetzlich, weil sie die Verdauung auf positive Weise beeinflussen.

Damit bleiben wir gesund

Mit einer ausgewogenen Ernährung nehmen wir die für uns so wichtigen Nährstoffe in ausreichender Menge zu uns – eine ausgewogene Ernährung also erhält uns gesund.

Richtig ernähren – gesund bleiben

Das Wichtigste für Sie sind Hilfen für die Praxis, Sie müssen erfahren, was im einzelnen für Sie gesund, was weniger gesund oder gar schädigend ist.

Deshalb habe ich Ihnen im folgenden »13 goldene Regeln« für Ihre Ernährung zusammengestellt, die Sie bitte unbedingt beachten sollten.

● Essen Sie Vollkornbrot, Vollkornflocken, Vollkorngebäck, Knäckebrot, Vollreis statt Weißbrot, Semmeln, Kuchen, Torten, polierten (weißen) Reis.

● Essen Sie viel frisches Obst, möglichst einheimische Sorten, wechseln Sie oft. Schränken Sie den Verzehr von Südfrüchten ein; sie sind meist mit chemischen Mitteln behandelt (unter anderem zur Haltbarmachung für die langen Transportwege). **Frisches Obst**

● Essen Sie viel Gemüse; auch Rohkost, schmackhaft zubereitet und stets vor einer Hauptmahlzeit gegessen, fördert Ihr Wohlbefinden. Dünsten Sie Gemüse nur kurz; wird es weichgekocht, verliert es an Nährstoffen.

Pflanzen-fette ● Essen Sie wenig Butter, wenig Pflanzenmargarine. Verwenden Sie zum Anbraten und für höhere Temperaturen in der Pfanne Kokosfett, zum Dünsten und für Salate Sonnenblumen-, Distel-, Soja-, Maiskeim-, Olivenöl; pflanzliche Fette sind gesünder als tierische.

● Wurst- und Fleischwaren enthalten viel tierisches Fett, die »versteckten Fette«, auf die wir besonders achten müssen. Seien Sie also vorsichtig mit dem Verzehr von Wurst, Wurstwaren und Speck.

● Bevorzugen Sie magere Fleischsorten, zum Beispiel Rindfleisch. Streichen Sie Schweinefleisch von Ihrem Speiseplan! Schweine werden in Mastbetrieben vor allem mit Wachstumshormonen gefüttert, die wir mit dem Schweinefett, dem Schweinebraten, der Wurst aus Schweinefleisch aufnehmen. Auch das Streßhormon Adrenalin (→ Seite 18) ist oft im Schweinefleisch enthalten; die Tiere stehen auf dem Transport in die Schlächtereien so unter Streß, daß vermehrt Adrenalin ins Blut ausgeschüttet wird (1 bis 2 Prozent der Tiere sterben auf dem Transport an Herzinfarkt). **Mageres Fleisch**

● Essen Sie einmal pro Woche Fisch – als Beilage, nicht als Hauptmahlzeit.

● Essen Sie regelmäßig Milchprodukte wie Bioghurt, Quark, Kefir, mageren Käse. Den Verzehr von fetten Käsesorten und Sahne sollten Sie einschränken; zu viel tierisches Fett kann die Akne verschlimmern. Trinken Sie statt H-Milch, die nach der Behandlung nur noch wenig Vitamine und Mineralstoffe enthält, besser Vorzugsmilch (Rohmilch). **Milch-produkte**

● Ein Frühstücksei am Sonntag – das ist genug für die Woche. Eier enthalten viel Cholesterin, das sich ungünstig auf die Akne-Haut auswirken kann.

● Schränken Sie Ihren Zuckerverbrauch stark ein! Haushaltszucker ist ein Vitamin- und Mineralstoff-»Räuber«, seine Verarbeitung im Körper verbraucht diese Nährstoffe in hohem Maße. Süßen Sie Ihre Nachspeisen oder Ihren Früchtetee zum Beispiel mit Akazienhonig. Schokolade, Gummibärchen, Bonbons, süßes Gebäck, Kuchen, Torten, Eis – diese süßen Sachen machen nicht nur dick, sondern fördern die Entwicklung der Akne. Also am besten weglassen!

Süßes weglassen!

● Essen Sie möglichst wenig Fertigprodukte, Fertiggerichte aller Art, Fertigdesserts, Gemüsekonserven; in der Regel enthalten sie Zusatzstoffe wie Konservierungs- und Farbstoffe, die unseren Organismus belasten.

● Entdecken Sie Gewürze: Petersilie, Dill, Majoran, Oregano, Meerrettich, Anis, Basilikum, Estragon, Salbei, Rosmarin – Ihrer Kreativität beim Kochen mit diesen und anderen Gewürzen sind keine Grenzen gesetzt. Je schmackhafter Sie würzen, desto leichter können Sie auf Salz verzichten; und das sollten Sie, denn Salz belastet den Organismus. Seien Sie auch vorsichtig mit Weinessig; er kann zur Übersäuerung des Organismus führen (→ Seite 61). Nehmen Sie besser Obstessig.

Würzen nach Geschmack

● Trinken Sie ausreichend! Ihr Organismus braucht 1 1/2 bis 2 Liter Flüssigkeit täglich: Kräutertees, Mineralwasser, Säfte aus einheimischen Obstsorten, als Durstlöscher verdünnt mit Mineralwasser. Kaffee und schwarzer Tee sind als Dauergetränke denkbar ungeeignet; sie enthalten Koffein beziehungsweise Teein (→ auch Seite 33). Dies sind anregende Mittel, die man deshalb durchaus als »Medikamente« bezeichnen kann, weil sie Nebenwirkungen haben: Hungergefühl durch Anregung der Magensäfte, Nervosität durch eine vorübergehende Aktivierung des Nervensystems, um nur einige zu nennen. Auch Cola-Getränke und Limonaden gehören nicht zu einer gesunden Ernährung. Sie sind nichts anderes als Zuckerwasser mit Geschmack. Instant-Kakao-Getränke sollten Sie ebenfalls streichen; ihr Zuckergehalt ist beträchtlich.

Das Richtige trinken

Wenn es Ihnen gelingt, sich mit der Zeit immer konsequenter nach diesen Regeln zu richten, verhelfen Sie sich selbst zu mehr Wohlbefinden und zu einer schöneren, gesünderen Haut.

Gesünder leben

Auf den folgenden Seiten finden Sie zwei Übersichten, in denen ich die für Sie gesunden Lebensmittel, die Sie bevorzugt essen, und jene zusammengestellt habe, deren Verzehr Sie einschränken sollten.

Lebensmittel auf einen Blick

Lebensmittel, die Sie bevorzugt essen sollten:

Das alles dürfen Sie essen

Getreideprodukte

Hirse
Knäckebrot
Müsli
Naturreis
Roggenbrot
Vollkornbrot
Vollkorngebäck
Vollkorngrieß
Vollkornnudeln
Vollkornsemmeln

Obst

Äpfel
Birnen
Brombeeren
Himbeeren
Johannisbeeren
Kirschen
Mirabellen
Pflaumen
Weintrauben

Gemüse
entweder als Salat oder als
Gemüsegericht

Artischocken
Blumenkohl
Bohnen
Brokkoli
Chicorée
Endivien
Erbsen
Feldsalat
Fenchel
Gurken
Karotten
Kartoffeln

Kohlrabi
Kopfsalat
Kraut
Lauch
Oliven
Paprikaschoten
Pilze (Zuchtchampions)
Radicchio
Radieschen
Rettich
Rote Rüben
Schwarzwurzeln
Sellerie
Spargel
Spinat
Tomaten
Wirsing
Zucchini
Zwiebeln

Milchprodukte

Buttermilch
fettarme Käse
Joghurt
Kefir
Quark
Rohmilch (Vorzugsmilch)
Sauerrahm

Fette und Öle

Butter
Distelöl
Maiskeimöl
Margarine
Olivenöl
Sojaöl
Sonnenblumenöl

Fleisch und Fleischwaren

mageres Putenfleisch
mageres Rindfleisch
Putenbrust
Rinderschinken

Fisch

gedünstetes Seefischfilet
Süßwasserfisch

Brotaufstriche

Frischkäse
Gemüseaufstrich
Getreideaufstrich
Honig
magere Käse
Magerquark
zuckerarme Marmelade
(Diätmarmelade)

Süßes

getrocknete Feigen
Honig
Rosinen
Vollkorngebäck

Kräuter, frisch oder getrocknet

Basilikum
Bohnenkraut
Dill
Estragon
Kerbel
Kresse
Liebstöckel
Majoran

Oregano
Petersilie
Rosmarin
Salbei
Schnittlauch
Thymian
Zitronenmelisse

Gewürze

Anis
Curry
Fenchel
Ingwer
Koriander
Kräutersalz
Kümmel
Lorbeer
Muskat
Nelken
Paprika
Pfeffer
Vanille
Wacholder
Zimt

Getränke

Früchtetees
Hagebutten-, Malven-,
Fenchel-Tee
Kräutertees
Malzkaffee
Matetee
Mineralwasser
Obst- und Gemüsesäfte aus
einheimischen Sorten, zum
Durstlöschen mit Wasser
verdünnt

**»Kreativ«
kochen**

Im Zweifel: weglassen!

Lebensmittel, deren Verzehr Sie einschränken sollten:

Getreideprodukte

Weißmehl und
Weißmehlprodukte
(Semmeln, Nudeln, Kuchen,
Weißbrot)
polierter (weißer) Reis

Obst

Erdbeeren
Südfrüchte

Nüsse

Milchprodukte

Eier
Fette
fette Käsesorten
H-Milch

alle tierischen Fette

Butterschmalz, Rindertalg
Fritierfette
Schweinefett

Süßes

Bonbons
Lakritze
Malzzucker
Melasse
Pralinen
Schokolade
Sirup
Torten
Traubenzucker
weißer/brauner Zucker

Meeresfrüchte

Hummer
Miesmuscheln
Scampi

Gewürze

Salz
Weinessig

Getränke

Bohnenkaffee
Cola-Getränke
Instant-Kakaogetränke

Wie Ihr Speiseplan aussehen könnte

Mit einigen Vorschlägen möchte ich Sie anregen, Ihren Speiseplan möglichst vielfältig zu gestalten; ich möchte Sie natürlich auch davon überzeugen, wie einfach es ist, sich gesund zu ernähren.

● Für Ihr Frühstück sollten Sie sich Zeit nehmen. Mit einem Müsli haben Sie die richtige Grundlage für den Tag. Bereiten Sie dieses vollwertige kleine Gericht so abwechslungsreich zu wie möglich – mit Getreideflocken (abends zuvor einweichen) oder mit Trockenfrüchten oder frischem (einheimischem) Obst, mit etwas flüssig gerührtem Magerquark, ein bißchen Milch oder Bio-Joghurt, gesüßt mit Akazienhonig (nicht mit Zucker!). Falls Sie Müsli nicht mögen, darf's auch Vollkornbrot oder Vollkornbrötchen sein, etwas Butter mit pflanzlichen Brotaufstrichen (Reformhaus oder selbst gemacht), Frischkäse oder Magerquark, belegt mit Gurken oder Tomatenscheiben, bestreut mit frischen Kräutern; wenn Sie's süß mögen, mit Honig oder ein wenig Marmelade. Trinken Sie dazu ungesüßten Kräuter- oder Früchtetee (Malve, Hagebutte, Melisse, um nur einige zu nennen).

● Zwischendurch am Vormittag: Joghurt, Apfel, Birne, Feigen – was Ihnen schmeckt.

● Mittags gibt's als erstes Rohkost oder grünen Salat, angemacht mit Ihrem Lieblingsdressing (immer als »Vorspeise« essen). Danach können Sie zu Kartoffeln, Vollreis oder Vollkornnudeln und Gemüse essen (leicht dünsten, nicht weichkochen): Mohrrüben, Lauch, Fenchel, Zucchini, Spinat, Rosen-, Rot- oder Weißkohl, Staudensellerie, Paprika, Tomaten – und immer wieder Kräuter, am besten frisch. Rind- oder Putenfleisch (mager und als Beilage), höchstens zweimal in der Woche, oder Fisch. Zum Nachtisch: Obst, Obstsalat, Apfelscheiben oder geriebenen Apfel mit einem Löffelchen Akazienhonig.

● Abends essen Sie eher bescheiden – Vollkorn- oder Knäkebrot, etwas Butter, Kräuterquark, Frischkäse, gefüllte Tomaten mit Kräutern. Trinken Sie Buttermilch oder Kefir, Früchte- oder Kräutertee. Bis zum Zubettgehen können Sie trinken, soviel Ihr Durst verlangt, bitte aber nur Früchte-Tee oder Mineralwasser.

In Ruhe frühstücken

Auch süß darf es sein

Rohkost – stets als »Vorspeise«

Abends wie ein Bettelmann

Holen Sie sich weitere Anregungen (mit tollen Rezepten) aus Kochbüchern, die auf Seite 76 empfohlen sind.

Auch Essen will gelernt sein

Wir alle haben es als Kinder oft gehört: »Kau' ordentlich«, »Stopf' nicht zuviel in Dich rein«, »Iß langsam, es nimmt Dir keiner was weg«, »Rede nicht mit vollem Mund«. Diese Ermahnungen muß ich leider in abgewandelter Form wiederholen; unser natürliches Eßverhalten ist nämlich infolge unserer Lebensweise verkümmert.

Essen – eine lästige Sache? Wir essen nicht mehr bewußt, sondern stecken uns viel zu oft eher nebenbei etwas in den Mund. Wir kauen nicht gründlich, sondern schlingen unser Essen meist hinunter, spülen oft sogar nach mit Bier, Limonade, Cola-Getränken. Wir wissen auch nicht genau, was wir essen, weil wir bei Tisch lange Diskussionen führen oder sogar streiten.

Essen ist allzu oft nicht mehr gemütlich, nicht mehr wichtiger Teil unseres Alltags, sondern geschieht »flüchtig«, wie man eine lästige Sache erledigt.

Vielleicht hilft es Ihnen, einmal über Ihr Eßverhalten nachzudenken.

- Essen Sie langsam, in Ruhe, bewußt?
- Achten Sie immer darauf, was Sie essen, und ob es Ihnen gut tut?
- Kauen Sie gründlich, jeden Bissen?
- Setzen Sie sich immer an einen hübsch gedeckten Tisch?

Ehrlich antworten!
- Sehen Sie fern beim Essen, lesen Sie dabei, diskutieren Sie, streiten Sie gar?
- Berücksichtigen Sie, daß Ihr Essen hübsch aussehen sollte – auf der Suppe etwas grüne Petersilie, auf dem Quark eine rote Kirsche?

Vielleicht beweisen Ihnen Ihre Antworten auf diese Fragen, daß Sie dies und jenes ändern sollten. Tun Sie es; glauben Sie mir: Es lohnt sich!

Auf Genußmittel verzichten

Wenn ich von Genußmitteln spreche, meine ich Kaffee, schwarzen Tee, Alkohol und Zigaretten.

Kaffee und *schwarzer Tee* sind im eigentlichen Sinn keine Durstlöscher, sondern anregende Getränke; Kaffee enthält Coffein, schwarzer Tee Teein – beides belastet unseren Stoffwechsel (→ Seite 26). Sie müssen nicht unbedingt auf diese Getränke verzichten, ihren Genuß sollten Sie aber unbedingt einschränken.

Anregung – haben Sie das nötig?

Anders verhält es sich mit *Alkohol* und *Zigaretten*; beides sollten Sie weglassen! Einige von Ihnen sind möglicherweise noch gar nicht so sehr damit in Berührung gekommen, bei anderen wiederum gehört beides schon zum Alltag, möglicherweise sogar schon seit längerer Zeit.

Fragen Sie sich doch einmal, ob Ihnen der Schnaps in der Disco, ob Ihnen die Zigarette wirklich schmeckt. Ist es nicht vielmehr so, daß Sie Alkohol trinken, daß Sie Zigaretten rauchen, weil andere das auch tun und es somit »dazugehört«? Könnten Sie sich vorstellen, daß Disco- und Kneipenbesuche, lange Feste, Lagerfeuer, Reisen und andere Gruppenerlebnisse ebenso schön sind ohne Alkohol und Zigaretten? Völlig ausgeschlossen?

Rauchen Sie, weil andere es tun?

Was immer Sie darüber denken mögen – ich möchte Ihnen erklären, warum Sie besser darauf verzichten; mein Argument ist sehr einfach: Die Chancen der Heilung Ihrer Akne verringern sich sehr erheblich, wenn Sie unbekümmert weiter Alkohol trinken, wenn Sie weiterhin rauchen.

Der häufige und übermäßige Genuß von Alkohol schädigt die Zellen unserer Leber. Die Leber jedoch ist unser wichtigstes Entgiftungsorgan (→ Seite 67) und sorgt dafür, daß Abbauprodukte aus dem Stoffwechsel, auch Alkohol und Medikamente, abgebaut werden. Der Alkohol beansprucht die Leber in einem sehr hohen Maß, zum Abbau von 0,3 Promille Akohol im Blut (diesen Alkoholgehalt hat das Blut nach dem Genuß von einem halben Liter Bier) braucht die Leber ungefähr eine Stunde. Die Folge ist, daß unser Körper über andere Organe entgiftet, zum Beispiel über die Haut, die dadurch unnötigerweise stark belastet wird.

Wußten Sie das?

33

**Alkohol –
schlecht für
die Haut**

Wir schaden also nicht nur unserer Leber, sondern auch unserer Haut, wenn wir Alkohol trinken – und zwar schon mit relativ geringen Mengen. Deshalb sollten Sie zunächst auf Alkohol verzichten. Erst wenn eine deutliche Besserung Ihrer Akne eingetreten ist, können Sie ab und zu mal ein Glas Bier oder ein Glas Wein trinken. Hochprozentige Alkoholika, also Schnäpse oder Liköre, sollten Sie allerdings wirklich nicht mehr trinken.

Auch Zigaretten sind verboten. Sie tragen in jedem Fall wesentlich zu einer Verschlimmerung der Akne bei. Bereits mit einer Zigarette atmen Sie zwei Millionen Staubteilchen ein, vermindern die Sauerstoffkonzentration im Blut um 5 Prozent und reduzieren die Durchblutung im Körper um bis zu einem Drittel. Deshalb auch ist ein Raucher in der Regel blasser und sieht schlechter aus als ein Nichtraucher.

**Das bewirkt
eine einzige
Zigarette**

Selbst durch Bewegung und Sport können Sie Ihre Durchblutung nur für die kurze Phase nach der körperlichen Betätigung bessern; kaum haben Sie eine Zigarette geraucht, schon wird die Durchblutung wieder vermindert.

Minderdurchblutung fördert die Entstehung von Krankheiten, außerdem wirkt sie verzögernd bei der Heilung jeder Erkrankung. Wenn Ihre Durchblutung nicht ungestört funktioniert, werden kleinere Blutgefäße mit zu wenig Blut versorgt und können somit kaum oder gar keinen Sauerstoff, kaum oder gar keine lebensnotwendigen Nährstoffe zu den Organen transportieren. Die Folge: Sie fühlen sich oft abgespannt und müde, Ihre Haut kann nicht heilen.

Im Fall der Akne kommt noch etwas hinzu: Die Schadstoffe, die Sie mit dem Rauch ausblasen, legen sich über den Fettfilm der Aknehaut. So entsteht eine nahezu undurchdringliche Schicht schädigender Substanzen, es entstehen vermehrt Mitesser, und es bilden sich schnell Eiterpusteln aus.

Wenn Sie sich das Rauchen abgewöhnen wollen

**Natürliche
Hilfen**

Wenn sie loskommen wollen von der Zigarette, können Ihnen natürliche Maßnahmen und Heilmittel helfen:
- *Akupunktur:* Es gibt viele Therapeuten, die sich auf Suchtbehandlung spezialisiert haben und unter anderem mit

Akupunktur arbeiten (⟶ Seite 72). Adressen können Sie bei den Verbänden erfragen (⟶ Seite 76).

● Das homöopathische Mittel *Caladium* (Sie bekommen es rezeptfrei in der Apotheke) schränkt den Wunsch nach Zigaretten ein.

Dosierung: Caladium D4 – drei Wochen lang täglich alle 2 Stunden 1 Tablette, jedoch nicht mehr als 7 Tabletten täglich. (Bitte strikt an die Anleitungen für Einnahmedauer und Dosierung halten!)

Ein Versuch lohnt sich

● Auch *Bachblüten* (⟶ Seite 72) unterstützen die Suchttherapie: Morning Glory, Self Heal und Chamomille. Lassen Sie sich diese Bachblüten von Ihrem Arzt verschreiben; sie sind in der Apotheke nur gegen Rezept erhältlich.

Sorgen Sie für ausreichenden Schlaf

Schlaf ist für unsere Gesundheit ebenso wichtig wie Essen und Trinken. Während der Schlafphase regeneriert sich nicht nur unsere Seele, sondern auch unser Körper bis in die kleinste Zelle. Nach einer geruhsamen Nacht fühlen wir uns rundherum ausgeruht und erfrischt. Davon profitiert natürlich auch die Haut; nicht ohne Grund sprechen wir vom »Schönheitsschlaf«.

Schönheitsschlaf

Praktische Hilfen:

● Auch wenn es Ihrem individuellen Schlafbedürfnis nicht ganz entsprechen mag – gehen Sie nicht zu spät zu Bett; den Schlaf zwischen 23 Uhr am Abend bis gegen 5 Uhr morgens brauchen Sie dringend, denn während dieser Zeit regeneriert sich die Haut am besten.

● Sorgen Sie für frische Luft im Schlafzimmer. Lüften Sie gründlich vor dem Zubettgehen, schlafen Sie im Sommer, wenn es Ihre Umgebung zuläßt, bei weit geöffnetem Fenster, in der kalten Jahreszeit aber bei geschlossenem Fenster. Benutzen Sie Bettzeug aus Naturfasern!

Fenster auf - warm zudecken

● Wechseln Sie alle zwei bis drei Tage Ihren Kopfkissenbezug. Allein die Menge des unbemerkt über die Kopfhaut abgegebenen Schweißes beträgt etwas mehr als ein halbes

Weinglas täglich. Somit bildet sich auf unserem Kopfkissen regelmäßig eine Schicht aus Talg, Schweiß und Bakterien.

Denken Sie daran

● Die Kopfkissenbezüge sollten nicht mit Weichspüler behandelt werden. Die darin enthaltenen chemischen Substanzen können die Haut zusätzlich reizen und somit die Akne verschlimmern.

Licht, Luft, Sonne – natürliche Heilmittel

Leben und arbeiten Sie in überheizten oder klimatisierten Räumen, deren Luft meist zusätzlich durch Zigarettenrauch oder durch Küchendämpfe belastet ist? Dann müssen Sie Abhilfe schaffen.

● Lüften Sie Ihre Räume so oft wie möglich, schlafen Sie bei offenem Fenster, treiben Sie Sport!

● Wählen Sie Sportarten, die Sie im Freien ausüben können, wie Ballspielen, Wandern, Radfahren.

● Gehen Sie so oft wie möglich spazieren – bei Wind und Wetter! Machen Sie so oft wie möglich Luft- und Sonnenbäder.

Täglich ein Luftbad

Die Haut braucht, um heilen zu können, genügend frische Luft. Wenn sie beim Luftbad ohne Hülle sein darf, kann sie die Luft förmlich tanken und erholt sich dabei. Luftbäder stärken die Abwehrkräfte Ihres Körpers, Sie werden widerstandsfähiger gegen Erkältungen.

Die Haut erholt sich zusehends

Und noch etwas: Luftbäder sind gut für Ihr Selbstbewußtsein – was Sie bestimmt bald merken, wenn Sie sich täglich der Luft auf diese Weise aussetzen.

So wird's gemacht:
Gleichgültig, zu welcher Jahreszeit – öffnen Sie die Fenster weit, achten Sie aber darauf, daß keine Zugluft entsteht. Entkleiden Sie sich und gehen Sie in Ihrer Wohnung spazieren. Bewegen Sie sich so, wie es Ihnen gerade einfällt. Tanzen, laufen, springen oder hüpfen Sie – auf keinen Fall sollten Sie ein »Pflichtprogramm« absolvieren. Sie sollen sich

vielmehr in Ihrem Körper wirklich wohlfühlen. Lernen Sie dabei auch Ihren Körper etwas besser kennen, achten Sie beispielsweise darauf, wie Sie gehen, laufen oder auf dem Boden stehen. Machen Sie sich Ihre Körperhaltung bewußt. Versuchen Sie, aufrecht zu gehen, und schauen Sie auch einmal in den Spiegel; spüren Sie beim Gehen den festen Boden unter Ihren Füßen. Ist Ihr Rücken steif oder biegsam? Ziehen Sie Ihre Schultern hoch oder sind sie entspannt? Fühlen Sie sich verkrampft, frei, fröhlich? Versuchen Sie einmal nachzuspüren, wie sich Ihr Körper anfühlt, wenn Sie so durch den Raum spazieren. Atmen Sie dabei bewußt langsam ein und aus. Achten Sie bitte darauf, daß Sie sich nicht verkühlen – ziehen Sie sich sofort wieder an, wenn Ihnen kalt wird!

Schauen Sie ruhig in den Spiegel

Sie werden sehen, daß Sie sich nach Ihrem Luftbad wirklich besser »in Ihrer Haut« fühlen.

● *Ein Tip:* Tragen Sie auf der Haut nur Naturfasern, also Wolle, Baumwolle, Seide. Naturfasern sorgen für reichlichen Luftaustausch und beeinflussen die natürliche Bakterienflora sowie die Schweiß- und Talgdrüsenproduktion positiv. Kunstfasern dagegen stören in erster Linie den Wärmeaustausch. In dieser Kleidung schwitzen Sie schon bei mäßig warmen Temperaturen und leichtesten Anstrengungen. Außerdem gelangt nur wenig Luft an die Haut.

Kleidung aus Naturfasern

In die Sonne, wann immer es möglich ist!

Im Sommer sollten Sie so oft wie möglich Ihre Haut der Sonne aussetzen, auch wenn Sie sich manchmal wegen der Pickel ein wenig schämen. Die Sonne hat eine heilende Wirkung; sie ist ein natürliches Heilmittel (→ Seite 14), vor allem für die Aknehaut: Sie trägt erheblich zu einer sichtbaren Verbesserung bei.

Sonne heilt

Achten Sie jedoch darauf, daß Sie sich die Haut nicht verbrennen. Ein Sonnenbrand hat schlimme Folgen: Der Säure-Schutz-Mantel und Teile der Oberhaut werden zerstört und damit alle Schutzfunktionen der Haut (→ auch Seite 14). Sie müssen also etwas tun, um Ihre Haut vor zu viel und zu intensiver Sonneneinstrahlung zu schützen.

Beim Sonnenbaden beachten Sie bitte folgendes:

● Gängige Sonnenschutzmittel sollten Sie nicht benutzen; sie werden von der empfindlichen Aknehaut im allgemeinen nicht vertragen.

Schützen Sie sich vor Sonnenbrand

● Verwenden Sie Sonnenschutzmittel, die auch für problematische Haut geeignet sind, etwa das Jojoba-Öl mit dem Lichtschutzfaktor 3. Lichtschutzfaktoren sind natürliche oder chemische Bestandteile von Sonnenschutzmitteln, die ein Eindringen von schädlichen Sonnenstrahlen (UV-Strahlen) verhindern. Je höher der Faktor – die Skala reicht von 1 bis 12 –, desto länger können Sie sich ohne Gefahr der Verbrennung in der Sonne aufhalten. Wählen Sie den Lichtschutzfaktor vor allem nach Ihrem Hauttyp, ob Sie blond und hellhäutig, oder dunkelhaarig und etwas vorgebräunt sind. Lassen Sie sich in der Apotheke oder im Naturkosmetikladen beraten, welche Sonnenschutzcremes für Ihren Hauttyp in Frage kommen.

● Legen Sie sich niemals ohne Sonnenschutz in die Sonne. Benutzen Sie einen Sonnenschirm, auch wenn Ihnen das ein wenig albern vorkommen mag. Kaufen Sie sich einen Schirm mit einem lustigen Muster, in bunten Farben – er muß Ihnen gefallen, dann benutzen Sie ihn auch. Sie werden auch unter dem Schirm braun und – was wichtiger ist – Ihre Haut und Ihr Kreislauf sind nicht so stark belastet. Ungeschütztes Sonnenbaden führt zu einer starken Erwärmung des Körpers – und der Haut. Ihr Herz schlägt schneller, Sie fühlen sich nach kurzer Zeit schlapp und müde, Sie schwitzen, Beine und Hände schwellen an. Wenn Sie nach einiger Zeit von Ihrem Badehandtuch aufstehen, ist Ihnen schwindlig, manchmal auch übel, und Sie fühlen sich mehr als unbehaglich in Ihrer Haut. Vor all diesen unangenehmen und schädigenden Einwirkungen schützt Sie Ihr schöner bunter Sonnenschirm.

Ein Sonnenschirm hilft wirklich!

Langsam an die Sonne gewöhnen

● Gewöhnen Sie Ihre Haut erst allmählich an die Sonne: Beginnen Sie mit maximal 20 Minuten unter dem Sonnenschirm, steigern Sie die Dauer des Sonnenbadens täglich um etwa 10 Minuten.

● Es ist für Ihren Körper und Ihre Haut weitaus besser, wenn Sie sich, statt faul in der Sonne zu liegen, viel bewegen. Gehen Sie also mit anderen zum Fußball- oder Volleyballspielen auf die Wiese oder zum Strand, machen Sie lange Spaziergänge, laufen Sie am Wasser entlang, fahren Sie Fahrrad.

Über die Einnahme der »Pille«

Die Antibabypille zur Verhütung einer Schwangerschaft wird in der Regel erst dann verschrieben, wenn der Hormonhaushalt sich stabilisiert hat (→ Seite 17). Das ist der Fall, wenn über mehrere Monate regelmäßig im Abstand von 26 bis 35 Tagen eine Monatsblutung aufgetreten ist und ein Eisprung stattgefunden hat. (Mit Hilfe der Temperaturmessung läßt sich genau feststellen, ob und wann es zu einem Eisprung gekommen ist – fragen Sie Ihren Arzt!)

Die Pille bei Akne?

Immer wieder hört man, daß die Pille auch bei Akne hilft – wie ist dies zu erklären? Sie wissen bereits (→ Seite 18), daß die Östrogene, die weiblichen Hormone, die Gegenspieler der Androgene sind, der männlichen Hormone. Sie wissen auch, daß die Talgdrüsenproduktion abhängig ist von den Androgenen (→ Seite 15). Die Pille ist ein östrogenhaltiges Medikament, das in der Lage ist, den Androgenspiegel im weiblichen Organismus zu senken, also die Wirkung der Androgene zu bremsen – und somit ihre Auswirkung auf die Talgdrüsenproduktion zu mindern.

Man kann die Pille zwar nicht als Heilmittel bei Akne bezeichnen, ich sehe jedoch immer wieder, daß sich die Akne bessert bei den jungen Frauen, die die Pille nehmen.

Das Für und Wider

Die Pille greift erheblich in den Hormonstoffwechsel ein, die Zusammensetzung der künstlichen Hormone verhindert den Eisprung (und somit eine Schwangerschaft); nach Absetzen der Pille dauert es manchmal Monate, bis sich der natürliche Hormonstoffwechsel wieder harmonisiert hat.

● Sie sollten also vor der Pilleneinnahme das Für und Wider dieses Medikaments sorgfältig abwägen – vor allem genau überlegen, ob Sie die Pille in erster Linie »versuchsweise« gegen Ihre Akne einsetzen wollen.

Wenden Sie sich mit Ihren Fragen vertrauensvoll an Ihren Arzt; er wird Ihnen alternative Verhütungsmethoden erläutern, Sie über das richtige Medikament und notwendige Einnahmepausen informieren.

Einfache Hilfen für die Seele

Akne hat gelegentlich auch kleine oder größere »seelische Nöte« im Gefolge: Unruhe, Nervosität, schlechte Stimmungen, »keine Lust zu irgendwas«, das Gefühl, nicht verstanden zu werden, den Wunsch, sich zu verstecken, sich zu verkriechen, allein zu sein – diese Gefühle des Unwohlseins kennen sicher viele von Ihnen.

Helfen Sie sich selbst Es gibt einfache Hilfen, mit denen jeder sich selbst helfen kann. Voraussetzung natürlich ist, daß er es auch wirklich will, wenigstens einmal ausprobiert, wie er sich fühlt, nachdem er bewußt aktiv geworden ist.

Folgen Sie ruhig der einen oder anderen meiner Empfehlungen – bei vielen meiner Patienten haben sie sich bewährt. Tun Sie als erstes das, was Ihnen am meisten Spaß macht, oder das, von dem Sie glauben, daß es Ihnen besonders leicht fällt.

● Versuchen Sie doch einmal, sich über Ihre Gefühle klar zu werden, Ihre »Gefühle zu fühlen«. Weinen Sie, wenn Ihnen danach ist, dann können Sie auch lachen, wenn Sie fröhlich sind. Ohne Ehrlichkeit bei diesen Versuchen geht es allerdings nicht. Solange Sie sich selbst gegenüber ehrlich sind, können Sie auch anderen Menschen gegenüber aufrichtig sein und werden ernst- und angenommen. **Gefühle »fühlen«**

● Nehmen Sie sich auch selbst ernst, nehmen Sie sich an, so wie Sie sind, mit allen Ihren schönen Seiten, mit allen Ihren Fähigkeiten, mit Ihren Fehlern. Fehler haben wir alle – sie helfen uns, uns selbst in unserem Leben zu erfahren.

● Suchen Sie das Gespräch mit Freunden, Eltern, Geschwistern, mit Ihnen vertrauten Menschen, in deren Gegenwart Sie sich wohl fühlen. **Reden hilft**

● Um aus einem Stimmungstief herauszukommen, hilft oft die körperliche Bewegung – gehen Sie spazieren, radeln Sie ein paar Stunden, schwimmen Sie, tanzen Sie – machen Sie alles, woran Sie Freude haben. **Bewegen!**

● Überlegen Sie, was Sie als Kind gern gemacht haben. Haben Sie gern gemalt, dann malen Sie. Haben Sie gern modelliert, mit der Eisenbahn gespielt, im Garten herumgewerkelt, gebastelt, genäht, Kuchen gebacken? Tun Sie es!

Liebhabereien entdecken

● Wir alle, wenn uns seelische Nöte plagen, nehmen uns oft viel zu wichtig. Nehmen Sie sich auch manchmal zu wichtig?

● Wie ist es eigentlich mit Zielen? Haben Sie sich erreichbare Ziele gesetzt? Wirklich erreichbare Ziele? Wie oft nehmen wir uns zu viel vor; selbst wenn wir Übermenschen wären, könnten wir es dann niemals schaffen. Geht Ihnen das auch so? Machen Sie doch einfach kleinere Schritte, setzen Sie sich erreichbare Ziele. So sind Sie nicht enttäuscht von sich selbst, sondern vielleicht sogar ein wenig stolz auf das, was Sie erreichen. Ist es nicht wunderschön, auf sich selbst stolz zu sein?

Ein Versuch lohnt sich!

Hautpflege – richtig gemacht

Sie wissen jetzt, wie wichtig es ist, Ernährung und Lebensweise zu ändern, um die Haut zu heilen. Die Haut steht jedoch nicht nur in engster Verbindung mit unserem Körper, sondern auch mit unserer Umwelt. Sie ist ständig äußeren Einflüssen ausgesetzt – die Palette reicht von Schmutzpartikeln in der Luft über Umweltgifte bis zu Kosmetika.

Es gibt leider keine Möglichkeit, die Haut vor Schadstoffen aus der Umwelt wirklich zu bewahren, denn diese Schadstoffe sind überall, in unserer Wohnung ebenso wie im Freien. Die Luft in Wohnräumen ist meist zusätzlich belastet durch Zigarettenrauch und Küchendämpfe.

> Eine äußere Pflege der Haut also ist wichtig, und zwar die Pflege mit natürlichen Mitteln, mit denen Sie zum einen die Selbstheilungskräfte der empfindlichen Akne-Haut aktivieren, zum anderen die überschüssige Talgdrüsenproduktion mindern können.

Es ist grundsätzlich zu unterscheiden zwischen Pflegemitteln wie Salben oder Gesichtswasser einerseits und kosmetischen Präparaten wie Make-up, Lidschatten, Lippenstift oder Puder andererseits. Ich empfehle Ihnen sowohl Fertigpräparate als auch Pflegemittel, die Sie selbst herstellen können. Was Sie für die Hautpflege wissen müssen:

- Pflegen Sie Ihre Haut regelmäßig.
- Halten Sie sich sorgfältig an die Anleitungen für jede Anwendung.

Wichtig

- Obwohl die empfohlenen Mittel erwiesenermaßen eine positive Wirkung auf Akne haben, kann es in seltenen Fällen zu Unverträglichkeiten wie Spannungsgefühl in der Haut oder Juckreiz kommen. Treten diese Symptome auf, setzen Sie das Mittel bitte sofort ab.
- Da die Hautpflege eine individuelle Angelegenheit ist, jede Haut also anders auf Salben, Masken oder Bäder reagiert, müssen Sie selbst ausprobieren, welche Pflegemittel für Sie die richtigen sind.
- Die für abends empfohlenen Anwendungen, vor allem die Bäder, eignen sich auch sehr gut zur Behandlung von Akne auf Brust oder Rücken.

● Verwenden Sie möglichst keine handelsüblichen Kosmetika. In Deutschland besteht keine Deklarationspflicht für kosmetische Präparate. Das bedeutet, daß die Hersteller nicht verpflichtet sind, die Bestandteile ihrer Kosmetikprodukte auf der Packung oder auf dem Beipackzettel anzugeben. Es gibt allein für Kosmetika rund 5000 verschiedene Zusätze, die in beliebiger Zahl und Menge verarbeitet werden dürfen. Da Sie also nicht wissen können, welche Bestandteile Ihre Kosmetikpräparate enthalten, rate ich Ihnen dringend, Fertigpräparate nicht wahllos zu verwenden. Seien Sie bitte auch vorsichtig bei Pflegemitteln, die Ihnen in Naturkostläden oder Bio-Shops angeboten werden; auch sie können chemische Zusätze enthalten.

Vorsicht bei Kosmetika

Informieren Sie sich deshalb über die Zusammensetzung der Produkte (Adresse → Seite 77). Fragen Sie den Verkäufer oder schreiben Sie dem Hersteller (Adresse auf der Packung). Falls Sie nicht wissen, was die einzelnen Zutaten bedeuten, können Sie auch Ihren Apotheker fragen; er kennt sich aus.

● Die Firma B & W Naturpflege (Adresse → Seite 77) verschickt ihren Katalog mit Deklarationsleitfaden; die angebotenen Kosmetikpräparate und Pflegemittel sind fast alle reine Naturprodukte.

Vor jeder Anwendung: Der Haut-Test

Wenn Sie die Zusammensetzung eines kosmetischen Präparats nicht kennen und es dennoch gerne benutzen möchten, gibt es einen einfachen Hauttest:

So wird's gemacht:
Geben Sie etwas von dem Präparat auf die feine Haut der Ellenbeuge. Wenn innerhalb von 24 Stunden weder eine Rötung noch Juckreiz auftreten, können Sie davon ausgehen, daß Sie dieses Produkt ohne schädigende Wirkung auch auf die Gesichtshaut auftragen können.

Leicht durch-zuführen

Wichtig: Die gründliche Reinigung

Die gründliche Reinigung der Haut ist das Wichtigste bei der Pflege; nur auf die saubere Haut dürfen Pflegemittel aufgetragen werden.

Ihre Haut ist sicher nicht verschmutzter als »normale« Haut; der Fettfilm auf Ihrer Haut jedoch wirkt wie eine Art Klebestreifen, auf dem Schmutzpartikel sehr leicht haften bleiben. Diese Partikel alleine würden natürlich keine Akne entstehen lassen; feine Staubteilchen, Schmutz oder Bakterien können aber über die Ausführungsgänge der Talg- und Schweißdrüsen in tiefere Schichten der Haut eindringen und entzündliche Prozesse fördern.

Entzündung verhindern

Was Sie über die Hautreinigung wissen müssen:

● Handelsübliche Seifen sind grundsätzlich verboten, weil sie den Säure-Schutz-Mantel der Haut (→ Seite 14) zerstören. Seifen sind in ihrer Zusammensetzung alkalisch (= basisch), also das Gegenteil von sauer; sie neutralisieren die Säure auf der Haut und machen sie unwirksam. Verwenden Sie bei stark verschmutzter Haut *alkalifreie Waschgels und alkalifreie Seifen*, zum Beispiel eubos oder dermowas (→ auch Seite 47).

● Verwenden Sie nur saubere Handtücher und Waschlappen. Allzu leicht bleiben darin Hautschuppen, Talg, aber auch Bakterien hängen, die sich im feuchtwarmen Milieu des

Badezimmers schnell vermehren. Am besten verwenden Sie kleine Gästetücher, die Sie täglich wechseln können.

● Benutzen Sie beim Wäschewaschen in der Maschine keinen Weichspüler; die darin enthaltenen Substanzen werden nicht von allen Menschen vertragen; sie können Juckreiz und Hautbrennen auslösen.

Denken Sie daran

Die Pflege beginnt am Morgen

Beginnen Sie morgens damit, Gesicht, Brust und Rücken gründlich zu reinigen. Nehmen Sie sich Zeit dazu, stehen Sie deshalb ruhig etwas früher auf – Sie werden sehen, es lohnt sich.

So wird's gemacht:
Waschen Sie Gesicht, aber auch Brust und Rücken mit reichlich warmem Wasser, trocknen Sie die Haut mit einem sauberen Handtuch sanft ab.

Quark-Maske
Wenn Sie morgens etwas Besonderes für Ihre Haut tun möchten, können Sie eine Quark-Maske ausprobieren. Durch den Quark wird Ihre Haut weich und geschmeidig, außerdem helfen die sauren Quarksubstanzen, den natürlichen Säure-Schutz-Mantel aufzubauen und stärken somit die Abwehrkräfte.

Etwas Besonderes

So wird's gemacht:
Geben Sie (mit gründlich gewaschenen Händen) eine dünne Schicht Magerquark auf die gereinigte Gesichtshaut; Augen- und Mundpartie bitte aussparen. Die Maske etwa 15 Minuten einwirken lassen (während Sie zum Beispiel die Betten machen oder aufräumen).

45

So pflegen Sie Ihre Haut tagsüber

Tagsüber ist die Gesichtshaut sehr stark durch äußere Einflüsse wie Umweltgifte oder Schmutz und Staub belastet; deshalb muß sie entlastet und geschützt werden.

Gesichtswasser

Make up vorher entfernen

Tragen Sie tagsüber mehrmals ein reinigendes und beruhigendes Gesichtswasser auf, jedoch niemals auf Make-up. Gesichtswässer sind Alkoholauszüge mit Pflanzenwirkstoffen oder anderen Heilmitteln, die einen positiven Einfluß auf die Talgdrüsenproduktion haben. Ein Gesichtswasser trägt somit dazu bei, daß die Haut weniger schnell nachfettet, es wirkt außerdem beruhigend und reinigend; schon nach wenigen Anwendungen sieht Ihre Haut frischer aus. Diese Präparate sind mild und außerdem durch den Alkohol steril; sie können auch unmittelbar nach dem Entfernen der Mitesser verwendet werden (→ Seite 53).

Ein empfehlenswertes Mittel ist das *Akne-Gesichtswasser* der Firma Wala (Apotheke). Es wird mehrmals täglich mit einem Wattebausch auf die gereinigte Gesichtshaut aufgetragen.

Sie können Gesichtswasser auch selbst herstellen. Versuchen Sie es einmal mit einem *Gänseblümchen-Gesichtswasser* (die Zutaten bekommen Sie in der Apotheke).

So wird das Gesichtswasser hergestellt:
100 Blütenköpfe mit 100 ccm 60- bis 70prozentigem Weingeist in einem Keramiktopf ansetzen, den Topf mit einer Einmachfolie verschließen. Den Alkoholauszug 2 bis 3 Wochen stehen lassen. Danach durch ein feinmaschiges Sieb abseihen und in eine kleine Flasche umfüllen.

So wird das Gesichtswasser angewendet:

Auf die gereinigte Haut

Tränken Sie einen Wattebausch mit dem Gesichtswasser und betupfen Sie damit die mit reichlich warmem Wasser gereinigte Gesichtshaut.
Dieses Gesichtswasser ist, weil alkoholhaltig, in einem fest verschlossenen Fläschchen bis zu zwei Jahren haltbar.

Getöntes Heil-Make-up

Deckt ab -

Es ist verständlich, daß jemand, der Akne-Pusteln im Gesicht hat, versucht, sie zu verdecken oder zumindest abzudecken. Viele der Betroffenen greifen zu tönenden Cremes oder zu Make-up, das, so steht es sogar im Duden, nicht mehr, aber auch nicht weniger bewirken soll, als »die Verschönerung des Gesichts mit künstlichen Mitteln«.

Es passiert aber oft, daß sich die Haut daraufhin nicht verschönert, sondern eher verschlimmert, weil die im Make-up enthaltenen chemischen Substanzen von der entzündeten, hochempfindlichen Akne-Haut nicht vertragen werden.

- und heilt

Verwenden Sie deshalb – nachdem Sie Ihr Gesichtswasser aufgetragen haben (→ Seite 46) – ein hautfarbenes medizinisches Make-up, das Ihr Therapeut Ihnen verschreibt. Es deckt nicht nur ab, sondern es heilt auch. Diese Heilwirkung kann sich jedoch nur entfalten, wenn das Make-up auf die gereinigte Haut aufgetragen wird. Es gibt eine Reihe solcher Präparate, zum Beispiel *aknelan*, *aknederm* oder *aknefug*.

Hautpflege am Abend

Der Abend ist die Zeit der Ruhe und Entspannung, deshalb sollten Sie die meisten Anwendungen abends machen. Hinzu kommt, daß nicht jeder so viel Zeit hat, sich morgens, vor allem aber tagsüber in Ruhe mit seiner Haut zu beschäftigen.

Nehmen Sie sich Zeit

● Abends sollten nach einer Maske, einem Peeling oder dem Einfetten des Körpers nach dem Bad grundsätzlich keine Cremes, keine Salben, keine Tinkturen auf die Gesichtshaut kommen, damit sie sich über Nacht erholen kann.

● Grundsätzlich muß die Haut, bevor eine Maske oder ein Peeling aufgetragen wird, gründlich gereinigt werden. Die Reinigung mit *alkalifreien Gels oder Seifen* ist nur erforderlich, wenn Ihre Haut stark verschmutzt ist. Ist dies nicht der Fall, reinigen Sie nur mit warmem Wasser.

So wird's gemacht:

Reinigung

Befeuchten Sie zuerst die Haut mit warmem Wasser, waschen Sie dann – mit einem erbsengroßen Stück Waschgel

47

Auch Brust und Rücken reinigen

oder der Seife und etwas Wasser – Ihr Gesicht, bei Bedarf auch Brust und Rücken. Nach dem Waschen spülen Sie die Hautpartien mit reichlich lauwarmem Wasser ab.

Waschungen mit Tee

Wenn Sie etwas Besonderes für Ihre Haut tun möchten, empfehle ich Ihnen eine Waschung mit Tee. Die dafür empfohlenen Teemischungen werden aus verschiedenen Heilpflanzen kombiniert und nach einem speziellen Verfahren zubereitet.

● Da sich im Tee, wenn er längere Zeit steht, schnell Fäulnisbakterien bilden, sollten Sie ihn täglich frisch zubereiten.

● Verwenden Sie zur Zubereitung von Tees kein Plastikgeschirr.

● Alle empfohlenen Heilpflanzen bekommen Sie als Drogen (getrocknete Heilpflanzen) in der Apotheke.

Walnußblätter-Kamillentee-Waschung

Diese Waschung ist besonders wirkungsvoll für die Akne-Haut; Walnußblätter wirken beruhigend auf die Talgdrüsen, Kamille hilft bei entzündlichen Prozessen. Beide Heilpflanzen haben vor allem eine besänftigende und entzündungshemmende Wirkung.

Beruhigt, hilft bei Entzündung

So wird's gemacht:
2 Eßlöffel Kamillenblüten und 2 Eßlöffel Walnußblätter mit 2 Liter kochendem Wasser übergießen, das Gemisch 5 bis 10 Minuten ziehen lassen, danach durch ein Sieb abseihen. – Warten Sie, bis der Tee so weit abgekühlt ist, daß Sie sich nicht verbrennen. – Tränken Sie einen sauberen Waschlappen mit dem Tee und reinigen Sie damit Gesicht, Brust und Rücken gründlich.

Huflattich-Pfefferminztee-Waschung

Bei großporiger Haut

Diese Teemischung wirkt zusammenziehend und beruhigend; eine Waschung mit dieser Teemischung sollte vor allem dann angewendet werden, wenn die Haut fettig ist und großporig erscheint, sich also keine entzündeten Akne-Pusteln mehr finden.

So wird's gemacht:
2 gehäufte Eßlöffel Huflattichblätter mit -blüten und 2 gehäufte Eßlöffel Pfefferminzblätter mit 2 Liter kochendem
Wasser übergießen, das Gemisch 5 bis 10 Minuten ziehen
lassen, danach durch ein Sieb abseihen. – Warten Sie, bis der
Tee so weit abgekühlt ist, daß Sie sich nicht verbrennen. –
Tränken Sie einen sauberen Waschlappen mit Tee und reinigen Sie Gesicht, Brust und Rücken gründlich.

Zur gründlichen Reinigung: Das Peeling
Ein Peeling (englisch = abschälen) wirkt vor allem reinigend.
Es besteht aus Pflanzenteilen, mit denen die Gesichtshaut
sanft massiert wird. Auf diese Weise lassen sich die abge-
storbenen Hautschuppen leicht entfernen, so daß sich die
Haut danach glatter und weicher anfühlt.

Sanft massieren

● Wenn Ihre Haut extrem fettet, empfehle ich Ihnen, ein
Peeling vier- bis fünfmal in der Woche zu machen, bei leicht
fettender Haut nur zweimal in der Woche.

Mandelkleie Peeling
Meinen Patienten rate ich, ein *Mandelkleie-Peeling* zu ver-
wenden. Es ist von verschiedenen Herstellern auf dem Markt
(Drogerie, Apotheke).

So wird's gemacht:
1 Eßlöffel Mandelkleie mit warmem Wasser zu einem Brei
verrühren. Den Brei auf die feuchte Gesichtshaut auftragen,
Augen- und Mundpartie bitte aussparen. Mit leicht kreisenden Bewegungen die Haut 1 bis 2 Minuten lang massieren. –
Massieren Sie bitte nicht nur mechanisch, sondern achten
Sie darauf, daß Sie sich wirklich wohl fühlen, spüren Sie Ihren
Bewegungen ein wenig nach. – Nach der Massage den Brei
mit reichlich lauwarmem Wasser abspülen.

Masken – zur Unterstützung der Heilung

Am besten abends

Masken (außer der Quarkmaske, → Seite 45, die Sie nur
morgens anwenden) machen Sie am besten abends; dazu
sollten Sie Zeit und Ruhe haben. (Masken bekommen Sie in
der Apotheke.)

Bitte beachten

● Masken dürfen Sie niemals anwenden, wenn Sie vorher an Ihrer Haut herumgequetscht haben! Masken sind nicht steril. Bakterien können durch die kleinen Öffnungen, die nach dem Quetschen entstanden sind, in tiefere Hautschichten eindringen und entzündliche Prozesse fördern.

Die *Heilerde-Maske* reinigt sehr gründlich und hat eine heilende Wirkung. Ihre Haut wird nach einer solchen Anwendung glatt und weich. Diese Maske sollten Sie nicht häufiger als zweimal in der Woche anwenden, damit keine Hautreizungen auftreten.

Zweimal pro Woche

So wird's gemacht:
1 Eßlöffel *Luvos-Heilerde* mit lauwarmem Wasser zu einer cremigen Masse verrühren. Die Masse auftragen, Augen- und Mundpartie bitte aussparen. Die Maske einwirken lassen, bis sie völlig trocken ist – etwa 15 bis 20 Minuten. Danach mit reichlich lauwarmem Wasser abspülen.

Auch die *Akne-Gesichtsmaske von Wala* hat sich bewährt; ihr sind viele aknespezifische Heilmittel zugesetzt. Die genaue Gebrauchsanweisung entnehmen Sie bitte dem Beipackzettel.

Heilbäder

Vor allem bei fettender Akne-Haut auf Rücken und Brust sind Vollbäder mit aknehemmenden Zusätzen, regelmäßig durchgeführt, sehr wirkungsvoll. Waschen Sie auch Ihr Gesicht mit dem Badewasser. Grundsätzlich gilt:

Bei Akne auf Brust und Rücken

● Heilbäder sollten Sie nicht häufiger als zweimal in der Woche durchführen.
● Die Badetemperatur sollte 37 bis 38 °C betragen, also der Körpertemperatur angepaßt sein.
● Baden Sie 5, 10 oder 15 Minuten lang – die Badedauer richtet sich nach Ihrem Befinden. Baden Sie jedoch nicht länger als 15 Minuten, sonst weicht die Haut zu sehr auf.
● Ölen oder cremen Sie Ihren Körper nach dem Bad unbedingt ein. Diese Pflege ist sehr wichtig, damit sich Ihre Haut wieder aufbauen kann (→ Seite 51).

● Ruhen Sie sich nach dem Baden mindestens 20 Minuten aus; am besten legen Sie sich in oder aufs Bett und entspannen sich.

● Die notwendigen Heilpflanzen (getrocknet) bekommen Sie in der Apotheke.

● Den empfohlenen Bädern können Sie ätherische Öle zusetzen (→ Seite 69).

● Wichtig: Wenn Sie an Herz- oder Kreislauf-Beschwerden leiden, müssen Sie unbedingt Ihren Arzt fragen, ob ein Vollbad für Sie unbedenklich ist.

Ruhen nach dem Bad

Walnußblätter-Kamillen-Bad
Das Walnußblätter-Kamillen-Bad wirkt sowohl entfettend als auch entzündungshemmend.

So wird's gemacht:
1 Handvoll Walnußblätter und 1 Handvoll Kamillenblüten in ein großes Gefäß geben, 5 Liter kochendes Wasser darübergießen, das Gemisch 10 bis 15 Minuten ziehen lassen, danach durch ein feinmaschiges Sieb abseihen, den Sud dem Vollbad zugeben.

Das Abseihen ist wichtig, Pflanzenteile sollten nicht im Wasser schwimmen, denn sie würden am Körper hängenbleiben und müßten abgeduscht werden. Nachduschen ist jedoch nicht erwünscht, weil die heilenden Wirkstoffe des Bades unbedingt nachwirken sollen.

Kristallsoda-Bad

Zum Entgiften

Sehr gut geeignet zum Entschlacken und Entgiften der Haut ist ein *Kristallsoda-Bad* (Firma Caelo – aus der Apotheke).

So wird's gemacht:
Geben Sie 1 Handvoll Kristallsoda in Ihr Vollbad.

Körperpflege nach dem Bad
Da die Haut, sobald sie sich nach einem Bad beruhigt hat, zu jucken und zu spannen beginnt, sollte sie unbedingt mit einem guten Mittel (Apotheke, Drogerie) eingefettet werden.

Die Haut einfetten

Sie hat durch das Baden ihren natürlichen Schutzfilm verloren. Bäder, in denen – außer ätherischen Ölen, (→ Seite 69) – keine Öle enthalten sind, trocknen die Haut aus. Dadurch werden die Talgdrüsen zur vermehrten Talgproduktion angeregt. Um diesen Vorgang abzufangen, sollten Sie ein Pflegemittel verwenden, das die empfindliche Haut schonend aufbaut und sie pflegt.

Schonende Pflege

● Fetten Sie nach dem Baden bitte nur Ihren Körper ein, nicht aber Ihr Gesicht. Die Gesichtshaut ist sehr empfindlich und kann leicht mit Juckreiz und Rötungen reagieren.
Die Wahl des richtigen Mittels, sei es nun Creme, Lotion oder Öl, ist von entscheidender Bedeutung.

Öle
Als Grundpflegeöl ist das *Jojoba-Öl* sehr gut geeignet; es wird gut vertragen, eine Belastung durch Umweltgifte kann nahezu ausgeschlossen werden, weil es aus den Samen eines Wüstenstrauches gewonnen wird. Es enthält hautschonende Wirkstoffe und Mineralstoffe. Jojoba-Öl können Sie zum einen als Körperpflege-Öl verwenden, zum anderen als Grundpflegeöl, dem sie ätherische Öle Ihrer Wahl (→ Seite 70) zusetzen.

Grund-pflegeöl

Ein gutes Fertigpräparat ist auch das *Calendula-Öl* von Weleda, außerdem können Sie andere reine Pflanzenöle verwenden so *Mandelöl*, *Avocadoöl* oder *Erdnußöl*; auch sie machen Ihre Haut nach dem Bad wieder geschmeidig.

Pflanzen-öle

Wechseln Sie die Mittel von Zeit zu Zeit oder mischen Sie die Öle – außer dem Calendula-Öl – zu gleichen Teilen miteinander. Seien Sie ruhig kreativ, experimentieren Sie; Sie allein wissen, was Ihrer Haut wirklich gut tut.

So werden die Körperöle angewendet:
Geben Sie einige Tropfen Öl auf die Handfläche und reiben Sie damit Ihren Körper ein. Verwenden Sie bitte nur so viel Öl, daß sich die Haut nach dem Einreiben weich anfühlt; sie sollte nicht fettig glänzen.

So entfernen Sie Mitesser

Wenn Ihre Haut schön sauber ist und Sie sich eine Weile im Spiegel betrachtet haben, kommt Ihnen sicherlich der Gedanke, ein bißchen an den Mitessern zu quetschen, zu drücken oder zu kratzen – obwohl Sie sicher schon oft gehört haben, daß das Manipulieren an Pickeln gefährlich ist (→ Seite 16). Trotzdem tun Sie es vermutlich immer wieder.
Aus diesem Grund möchte ich Ihnen das Entfernen der Mitesser nicht verbieten, sondern Ihnen genaue Anleitungen geben, wie Sie dies auf sachgerechte Weise tun können, ohne daß Eiterpusteln entstehen.

Wichtig: Bitte auf keinen Fall entzündete Pusteln zu entfernen versuchen!

● Halten Sie sich bitte peinlich genau an die Anleitungen!
● Das Entfernen der Mitesser, auch Akne-Toilette genannt, sollte auf ein- bis zweimal die Woche beschränkt sein. Geben Sie Ihrer Haut die Möglichkeit, sich zwischendurch von dieser Anstrengung zu erholen.
● Sorgen Sie für eine gute Beleuchtung, am besten Tageslicht. Ein geeigneter Platz ist etwa der Fenstersims. Stellen Sie sich einen Vergrößerungsspiegel auf, daneben ein Desinfektionsmittel, etwa *Merfen farblos*. Frische Papiertaschentücher oder Kosmetiktücher sollten Sie sich auch bereitlegen.
● Waschen Sie sich die Hände vor jeder Behandlung gründlich mit warmem Wasser, schneiden Sie sich die Fingernägel kurz. Lange Fingernägel wirken wie Messer, sie schneiden in die Haut und hinterlassen oft blaue Flecken und Streifen, die dann schlimmer aussehen, als zuvor die Mitesser.
● Vorher ein *Kamillen-Dampfbad:* Richten Sie alles für ein Kamillen-Dampfbad her, es muß unbedingt vor jeder Akne-Toilette durchgeführt werden. Durch den Kamillen-Dampf wird die Haut weich, die Poren öffnen sich, die Mitesser lassen sich also leichter entfernen.

Bitte genau an die Anleitungen halten!

53

Bevor Sie Mitesser entfernen

So wird das Kamillen-Dampfbad gemacht:
2 Eßlöffel Kamillenblüten in eine Schüssel geben, mit 2 Litern kochendem Wasser überbrühen. Stellen Sie die Schüssel auf einen Tisch, setzen Sie sich davor, decken Sie Ihren Kopf mit einem großen Handtuch ab, während Sie sich über den Kamillendampf beugen. Lassen Sie den Dampf 10 Minuten einwirken. – Entspannen Sie sich dabei, lassen Sie Ihre Gedanken schweifen; es tut gut, sich auf nichts konzentrieren zu müssen. – Tupfen Sie die Haut nach dem Kamillen-Dampfbad mit einem weichen Handtuch trocken, nicht reiben. Geben Sie auf keinen Fall Alkohol oder Gesichtswasser auf die Haut, dadurch würde sie sich wieder zusammenziehen.

● Vor der *Akne-Toilette* desinfizieren Sie die Fingerspitzen mit Merfen. Legen Sie ein Kosmetiktuch über die Fingerspitzen und gehen Sie dann vorsichtig an die Arbeit.

Arbeiten Sie sanft

So wird die Akne-Toilette gemacht:
Ziehen Sie die Haut etwas auseinander, drücken Sie den Mitesser sanft von unten her aus – bitte keine Gewalt anwenden! Wenn Sie spüren, daß sich der Mitesser nicht ohne weiteres ausdrücken läßt, hören Sie bitte sofort auf; wenn Sie weiter an diesem festsitzenden Mitesser herumquetschen, drücken Sie ihn erfahrungsgemäß weiter in die Tiefe. Setzen Sie Ihre Arbeit an anderer Stelle fort. – Nach der Akne-Toilette tupfen Sie die Haut mit Alkohol, dem Akne-Gesichtswasser von Wala oder dem Gänseblümchen-Gesichtswasser (→ Seite 46) vorsichtig ab. Geben Sie bitte kein anderes Mittel auf die Haut – sie muß erst zur Ruhe kommen.

Danach: nichts auf die Haut

● Durch das Ausquetschen entstehen häufig kleine Wunden, die etwas nässen oder sogar nachbluten. Diese offenen Stellen sind Nistplätze für alle möglichen Keime. Deshalb geben Sie bitte auch in der folgenden Stunde kein Pflegemittel auf Ihre Haut! Die Gefahr einer Infektion der kleinen Öffnungen ist gering, wenn Sie meine Anleitungen genau befolgen.

Sie können Ihre Mitesser und Eiterpusteln auch von Fachkräften entfernen lassen. Die Kosten trägt die Krankenkasse; bitte klären Sie diese Frage vor Behandlungsbeginn.

Die meisten Hautärzte und einige Heilpraktiker beschäftigen in ihren Praxen Kosmetikerinnen, die sich auf die Akne-Toilette spezialisiert haben; sie entleeren auch größere Pickel und Talgzysten. Sie sollten darauf bestehen, daß nach einer Behandlung keine Salben auf die Haut gegeben werden, und zwar für mindestens eine Stunde.

Keine Salben auf die Haut!

Wenn die Haut abgeheilt ist

Nach dem Abheilen der Acne vulgaris bleiben gewöhnlich keine Narben zurück, vorausgesetzt, Sie sind beim Ausquetschen vorsichtig zu Werke gegangen.

Die Acne conglobata hingegen, die einen schwereren Verlauf hat, hinterläßt krater- oder trichterförmig eingezogene Narben, die sich im Laufe der Jahre zwar etwas zurückbilden, aber nicht völlig verschwinden.

Aufbau der Haut unterstützen

Die Haut kann sich nach einer Akne-Erkrankung nur langsam wieder aufbauen. Sie können diesen Regenerationsprozeß unterstützen, gleichgültig, wie deutlich die Spuren sind, die die Akne in Ihrem Gesicht hinterlassen hat.

Gesichts-Massage

Die Haut kann sich allerdings nur regenerieren, wenn sie ausreichend mit Nährstoffen und Sauerstoff versorgt wird. Deshalb ist die Durchblutungsförderung der Haut bei der Nachbehandlung von entscheidender Bedeutung.

Eine Massage der Gesichtshaut hat immer eine wohltuende und durchblutungsfördernde Wirkung, selbst wenn Sie dabei keine unterstützenden Mittel verwenden.

Ist Ihre Haut jedoch schlecht durchblutet, sollten Sie für die Gesichts-Massage die durchblutungsfördernde *Lomazell-Plazenta »Lohmann«-Salbe* (Apotheke) verwenden.

● Testen Sie zuerst die Verträglichkeit des Mittels, indem Sie nach der ersten Anwendung ein paar Tage Pause machen, um zu sehen, ob die Haut positiv auf das Mittel reagiert, also frischer aussieht und sich weicher anfühlt. Es ist im übrigen normal, wenn sich Ihre Gesichtshaut anfangs ein bißchen rötet und wärmer wird; so zeigt sich, daß die Durchblutung angeregt wird.

Richtig anwenden

● Wenn Sie das Mittel vertragen, also kein Juckreiz auftritt, können Sie es täglich abends über einen Zeitraum von drei Wochen anwenden. Machen Sie danach wieder eine Pause von mehreren Wochen, sonst gewöhnt sich die Haut an die Wirkstoffe des Mittels und spricht mit der Zeit nicht mehr so gut darauf an.

● Reinigen Sie Ihr Gesicht vor der Massage bitte gründlich (→ Seite 44).

● Achten Sie darauf, daß Ihre Hände sauber sind.

● Verwenden Sie keine Bürsten oder Schwämme, weil sich darin leicht Bakterien verfangen können, die mit jeder weiteren Massage wieder auf die Haut kommen.

So wird die Gesichts-Massage ohne Salbe gemacht:
Massieren Sie mit den Fingern in kreisenden Bewegungen vom Kinn über den unteren Wangenbereich bis zum Ohr, dann von der Nasenwurzel über den oberen Wangenbereich bis zur Schläfe, danach von der Stirnmitte zur Schläfe. Augen- und Mundpartie bitte aussparen. – Entspannen Sie sich dabei, spüren Sie Ihr Gesicht und Ihre Haut, während Sie die langsamen, kreisenden Bewegungen machen; dies hat eine zutiefst beruhigende Wirkung.

Sanft massieren

So wird die Gesichts-Massage mit Salbe gemacht:
Verteilen Sie vor der Gesichts-Massage ein etwa erbsengroßes Stück Salbe auf der Gesichtshaut – Augen- und Mundpartie aussparen. Massieren Sie die Salbe ein, wie oben geschildert.

Peelings zur Nachbehandlung

Zum Glätten

Die Wirkungsweise von Peelings habe ich Ihnen bereits ausführlich beschrieben (→ Seite 49). Speziell für die Nachbehandlung der Aknehaut sind Rubbelcremes hervorragend geeignet. Sie haben die Konsistenz einer Paste, versetzt mit kleinen Sandkügelchen, die ähnlich wirken wie Schleifpapier.

Bei regelmäßiger Anwendung – zwei- bis dreimal in der Woche – werden die Hornschichten der Haut abgetragen, wodurch sich scharfe Narbenränder sichtbar glätten.

Ihr Therapeut verschreibt Ihnen die richtigen Rubbelcremes. Speziell für Akne-Narben sind zum Beispiel die Produkte *Jaikin* und *Brasivil* entwickelt worden.

Fragen Sie Ihren Therapeuten

Den Aufbau der Haut von innen unterstützen

Nach einem bestimmten Verfahren aufbereitete Haut, gewonnen aus gesunder Tierhaut, also ein homöopathisches »Organpräparat« (→ Seite 71), eignet sich hervorragend zum Aufbau der bereits abgeheilten Haut.

Wichtig!

Ich empfehle Ihnen ein Präparat der Firma Wala (Apotheke), das Sie bitte nur anwenden, wenn keine Pickel und keine Mitesser mehr vorhanden sind – die Haut abgeheilt ist!

Sie brauchen, so Sie weiblich sind, *Cutis feti femininum in der Potenz D3*, wenn Sie männlich sind, *Cutis feti masculinum in der Potenz D3*; in einer Packung sind jeweils 10 Trinkampullen.

Einnahme:
Der Packung beigelegt sind eine kleine Ampullensäge und ein Glasröhrchen; mit der Säge können Sie die Ampulle öffnen, mit Hilfe des Röhrchens den Inhalt trinken.

Dosierung:
Zweimal pro Woche 1 Ampulle. Die Flüssigkeit eine Minute im Mund behalten, dann schlucken. Nach der Einnahme 10 Minuten lang nichts essen.

Nachdem Sie diese Ampullen aufgebraucht haben, besorgen Sie sich *Cutis feti femininum* oder *Cutis feti masculinum in der Potenz D4*; in einer Packung sind jeweils 10 Trinkampullen.

An die Vorschrift halten

Dosierung:
Zweimal pro Woche 1 Ampulle. Die Flüssigkeit eine Minute im Mund behalten, dann schlucken. Nach der Einnahme 10 Minuten lang nichts essen.

Behandlung nicht abbrechen!

Nachdem Sie diese Ampullen aufgebraucht haben, besorgen Sie sich *Cutis feti femininum* oder *Cutis feti masculinum in der Potenz D5*; in einer Packung sind jeweils 10 Trinkampullen.

Dosierung:

Zweimal pro Woche 1 Ampulle. Die Flüssigkeit eine Minute im Mund behalten, dann schlucken. Nach der Einnahme 10 Minuten lang nichts essen.

Nachdem Sie diese Ampullen aufgebraucht haben, besorgen Sie sich *Cutis feti femininum* oder *Cutis feti masculinum in der Potenz D6*; in einer Packung sind jeweils 10 Trinkampullen.

Dosierung:

Zweimal pro Woche 1 Ampulle. Die Flüssigkeit eine Minute im Mund behalten, dann schlucken. Nach der Einnahme 10 Minuten lang nichts essen.

Nicht vergessen: Die Haarpflege

In der Pubertät brauchen auch die schnell fettenden Haare eine besondere Pflege. Das einzusehen, ist nicht schwierig, weil es auf der Hand liegt. Was aber oft schwierig ist: über die Länge der Haare zu entscheiden!

Ich habe seinerzeit versucht, mit Hilfe meiner Haare meine Eiterpusteln zu verdecken. Versuchen Sie das auch? Ich habe nie darüber nachgedacht, ob ich mir meine langen Haare wohl abschneiden sollte, waren sie doch mein einziger Schutzschild gegen die Blicke der anderen. Deshalb kann ich verstehen, wenn Sie jetzt vielleicht »abwinken«, also nicht weiterlesen. Bitte denken Sie dennoch über das Folgende einmal in Ruhe nach:

Lange Haare schneiden lassen?

Die Haare reiben unablässig auf der Haut, sie verhindern den Kontakt mit frischer Luft und heilender Sonne, überdies verteilen sie Schmutzpartikel und Bakterien auf der Haut – sie tragen also unzweifelhaft zur Verschlimmerung der Akne auf Stirn und Wangen bei. Wenn Sie Ihre Haare abschneiden, wird sich Ihre Haut deutlich bessern, sie juckt und spannt nicht mehr so sehr und heilt schneller ab. Dieses »Phänomen« habe ich an mir und vielen meiner Patienten erlebt.

Denken Sie darüber nach

Auf jeden Fall sollten Sie lange Haare so oft wie möglich, vor allem nachts, mit Hilfe eines Haarbandes aus dem Gesicht nehmen. Gleichgültig, ob Ihre Haare nun kurz oder lang sind: Sorgen Sie dafür, daß sie stets sauber sind.

Fettige Haare bedürfen einer sanften Reinigung. Naturkostläden und Naturkosmetik-Shops bieten milde, weitgehend chemiefreie Shampoos für fettiges Haar an. Ich empfehle Ihnen das *Florin-Shampoo* für fettiges Haar und das *Baby-* und *Kinder-Shampoo der Firma Logona*.

Milde Shampoos

● Waschen Sie Ihre Haare so oft wie nötig, aber bitte nicht häufiger als einmal pro Tag.

Kräuter-Haarspülungen

Auch Kräuter-Haarspülungen können helfen; sie verhindern ein zu rasches Nachfetten der Kopfhaut. Da viele Heilpflanzen das Haar tönen können, verwenden Sie für blondes Haar entweder *Kamillenblüten* oder *Lindenblüten,* für brü-

Kräuter nicht mischen nettes und dunkles Haar entweder *Birkenblätter* oder *Brennesselblätter*, die empfohlenen Heilpflanzen (Apotheke) bitte nicht miteinander mischen.

● Machen Sie bei jeder dritten bis vierten Haarwäsche eine Kräuter-Haarspülung.

So wird's gemacht:
2 Eßlöffel der jeweiligen Heilpflanze mit 1/4 Liter kochendem Wasser übergießen, mindestens 2 Stunden zugedeckt ziehen lassen, danach durch ein Sieb in eine kleine Kanne abseihen. Nach dem Waschen die noch feuchten Haare mit dem Sud durchspülen, mit reichlich warmem Wasser ausspülen.

Natürliche Stoffwechsel-Behandlung

Akne, Sie wissen es jetzt schon, ist nicht nur eine Erkrankung der Haut – Akne hat mit dem ganzen Menschen zu tun. So ist es verständlich, daß sich die Akne verschlimmert, wenn der Organismus »übersäuert« ist oder ständig Giftstoffe auf ihn einwirken. Diese negativen Einwirkungen müssen ausgeschaltet werden. Im Folgenden gebe ich Ihnen Empfehlungen, wie Sie dies bewerkstelligen können.

> Eine Besserung Ihrer Akne können Sie nur erwarten, wenn Sie meine Anleitungen sorgfältig befolgen und die Anwendungen eigenverantwortlich und – so notwendig – regelmäßig durchführen.

Den Säure-Basen-Haushalt stabilisieren

Im Zusammenhang mit der Verwertung von Nahrung habe ich schon davon gesprochen, daß sich Aufbau, Umbau, Abbau der essentiellen Nährstoffe in unserem Organismus auf chemischem Weg vollziehen (→ Seite 24). Die chemischen Reaktionen unserer Körpersäfte bewegen sich zwischen den Gegensätzen sauer und basisch.

Normalerweise befinden sich Säuren und Basen im Gleichgewicht. Bei einer ungesunden Lebensweise, bei falscher Ernährung, bei körperlichen Umstellungen, wie sie in der Pubertät stattfinden, kann es zu einer zu hohen Konzentration der Säuren kommen, der Haushalt also gerät ins Ungleichgewicht.

Eine Übersäuerung des Organismus fördert Entzündungen, verzögert oder verhindert Heilungsprozesse und hat somit negative Auswirkungen auf die Haut. Deshalb ist es wichtig, daß Ihr Säure-Basen-Haushalt ausgeglichen ist. Sie müssen also herausfinden, wie sauer oder wie basisch Ihr Körper reagiert. Darüber gibt der ph-Wert Auskunft.

Folgen der Übersäuerung

ph-Wert selbst messen

Der ph-Wert zum Beispiel einer Körperflüssigkeit gibt Aufschluß darüber, ob sie eher sauer oder ob sie eher basisch ist. Mißt man nun den ph-Wert des Urins und jenen des

Speichels, läßt sich leicht erkennen, ob der Säure-Basen-Haushalt im Gleichgewicht ist.

Die ph-Werte von 1 (stark sauer) bis 7 (neutral) bedeuten sauer. Die ph-Werte von 7 (neutral) bis 14 (starke Lauge) bedeuten basisch.

Dies alles habe ich Ihnen erläutert, weil Sie auf wirklich einfache Weise den ph-Wert Ihres Urins und den Ihres Speichels selbst messen können.

> Vorab die Richtwerte: Ihr Säure-Basen-Haushalt ist im Gleichgewicht bei einem ph-Wert des Speichels von 7 bis 7,5 und einem ph-Wert des Urins von 6,0 bis 6,5.

So wird's gemacht:

Morgens messen

Besorgen Sie sich in der Apotheke eine Rolle Indikatorpapier (Firma Merck), befeuchten Sie einen Papierstreifen morgens, nüchtern, mit Speichel. Sofort verfärbt sich der Streifen in einem Farbspektrum von Gelb über Grün bis Blau. Vergleichen Sie diese Farben mit der auf der Rolle aufgedruckten Farbskala, lesen Sie die daneben stehende Zahl ab – das ist Ihr ph-Wert für den Speichel. Notieren Sie diesen Wert. Reißen Sie erneut ein Stück Indikatorpapier ab und messen damit den ersten Morgenurin. Notieren Sie auch diesen Wert.

● Mit Hilfe der Richtwerte können Sie sich orientieren: Hat der Urin zum Beispiel einen ph-Wert von 5, der Speichel einen ph-Wert von 6, bedeutet dies, daß der Körper übersäuert ist.

Die Werte schwanken leicht

Messen Sie die ph-Werte von Speichel und Urin jeden Morgen eine Woche lang. Die Werte werden von Tag zu Tag ein bißchen schwanken, was vor allem mit Ihrer Ernährung zusammenhängt. Klar erkennbar sollten sich Ihre Werte jedoch um die Richtwerte herum bewegen.

Deuten Ihre Werte darauf hin, daß eine Übersäuerung des Körpers vorliegt, können Sie über die Ernährung Abhilfe schaffen; in diesem Fall essen Sie vermehrt Lebensmittel, die besonders viel Basen bilden und meiden Lebensmittel, die besonders viel Säuren bilden. Orientieren Sie sich bitte an der Zusammenstellung auf Seite 63. Sollte sich mit Hilfe der

Ernährung Ihr ph-Wert nicht ändern, fragen Sie bitte Ihren Therapeuten um Rat.

● *Wichtig*: Sind Ihre Werte im basischen Bereich, liegen sie also konstant über einem ph-Wert von 8 oder höher, gehen Sie bitte zu einem Therapeuten!

Lebensmittel, die besonders viel Basen bilden

Spinat
Sauerkraut
Rosenkohl
Karotten
Kartoffeln
Bohnen
Oliven
Erbsen
Kohlrabi
Wirsing
Lauch
Sellerie
rote Rüben
Äpfel
Birnen
getrocknete Feigen
Datteln

Lebensmittel, die besonders viel Säuren bilden

Fleisch
Fisch
Eier
Reis
Weißmehl
Nüsse

**Bei Über-
säuerung
bevorzugen**

Bei kranken Zähnen: Zum Zahnarzt

Vorbeugen!

Sie wissen wahrscheinlich, daß der Genuß von Süßigkeiten aller Art Entstehung und Entwicklung von Karies (Zahnfäulnis) fördert; vor allem in Industriestaaten ist diese Zahnerkrankung nahezu beängstigend weit verbreitet. Auch an der Parodontose (Zahnfleischschwund) leiden heute immer mehr Menschen.

Daß sich diese Erkrankungen ebenso negativ auf den Gesundheitszustand auswirken wie vereiterte Zähne, liegt auf der Hand: Der Körper ist ständig damit beschäftigt, diese Erkrankungen abzuwehren. Das schwächt nicht nur das Immunsystem, sondern wirkt sich höchst negativ auf die Haut aus.

> Also: Gehen Sie mindestens dreimal im Jahr zum Zahnarzt, um den Zustand Ihrer Zähne kontrollieren zu lassen – vorbeugen ist besser als heilen.

Amalgamfüllungen entfernen lassen

Quecksilber schadet der Gesundheit

Wissen Sie, mit welchem Material etwaige Löcher in Ihren Zähnen gefüllt wurden – mit Kunststoff, Amalgam, Gold? Kunststoff-Füllungen und Gold-Füllungen schaden Ihrer Gesundheit nicht, Füllungen aus Amalgam aber sehr wohl. Besonders schädigend ist es, wenn Sie neben Amalgam ein weiteres Metall im Mund haben, zum Beispiel Gold.

Warum sind Amalgam-Füllungen schädlich? Amalgam enthält neben anderen Metallen Quecksilber, das sich mit der Zeit auslöst und über Speichel, Magen und Darm ins Blut gelangt und damit in jede Zelle unseres Körpers. Es lagert sich überall im Körper ab, bahnt Krankheiten den Weg und schwächt unsere Selbstheilungskräfte. Quecksilber löst in dieser Konzentration zwar keine akuten, sehr wohl aber chronische, schleichende Vergiftungserscheinungen aus und wirkt deshalb auf dem beschriebenen Weg verzögernd auf die Heilung jeder Erkrankung, also auch auf die Heilung der Akne.

Warum ist es besonders gefährlich, wenn zwei Metalle bei der Zahnerhaltung verwendet wurden? Jedes Metall (Metalle sind chemische Elemente) hat eine bestimmte Leitfähigkeit, unter anderem für Elektrizität; es entsteht zwischen beiden Metallen eine Art »ständig fließender Stromkreis«. Dadurch, gefördert durch den Speichel, wird noch mehr Quecksilber noch schneller aus der Amalgam-Füllung herausgelöst.

Zum Bei-spiel Gold und Amalgam

> Mein Rat aus naturheilkundlicher Sicht: Grundsätzlich sollten alle Amalgamplomben aus den Zähnen entfernt und durch andere Füllungen, beispielsweise Gold- oder Kunststoff-Füllungen ersetzt werden.

Giftstoffe ausleiten

Wenn das Amalgam restlos entfernt worden ist, müssen die im Körper kreisenden Giftstoffe ausgeleitet werden. Erfahrungsgemäß bessert sich die Acne vulgaris danach erheblich. Das gilt auch für Akne-Formen, die über die Pubertät hinaus bestehen bleiben.

> Wichtig: Vor einer Quecksilberausleitung muß das Amalgam restlos aus Ihren Zähnen entfernt worden sein! Ist dies nicht der Fall, kann es durch die Ausleitung zu starken Beschwerden kommen.

An die Vorschrift halten

Zur Ausleitung des Quecksilbers aus Ihrem Körper nehmen Sie homöopathische Mittel ein; die Angaben hinter den Wirkstoffen beziehen sich auf ihre homöopathische Potenz (Aufbereitungsverfahren der Homöopathie, → Seite 71).

> Rezept
> Insgesamt 45 g – zu jeweils gleichen Teilen werden die folgenden homöopathischen Mittel miteinander gemischt:
>
> | | |
> |---|---|
> | Silberamalgam D10 | Phytolacca D15 |
> | Kupferamalgam D15 | Renes D4 |
> | Argentum metallicum D6 | Sulfur D8 |
> | Lachesis D12 | Hepar sulfuris D4 |
> | Kalium jodatum D6 | |

Dosierung:
Von dieser Mischung (nachdem das Amalgam entfernt worden ist!) 4 Wochen lang dreimal täglich 7 Tropfen.

Bitte weiternehmen! Wenn Sie diese Mischung aufgebraucht haben, brauchen Sie eine zweite Mischung.

Rezept:
Insgesamt 18 g – zu jeweils gleichen Teilen werden die folgenden homöopathischen Mittel miteinander gemischt:

Silberamalgam D30	Lachesis D15
Kupferamalgam D30	Argentum metallicum D12
Hepar sulfuris D8	Phytolacca D15
Calium jodatum D12	Renes D6
Sulfur D10	

Dosierung:
Von dieser Mischung 4 Wochen lang zweimal wöchentlich 7 Tropfen.

Danach nehmen Sie die homöopathischen Mittel Silberamalgam D200 sowie Kupferamalgam D200 in Tablettenform.

Dosierung:
1 Tablette Silberamalgam D200, 1 Tablette Kupferamalgam D200.

Die beiden Mischungen und die beiden Tabletten können Sie als »Paket« bei der Lech-Apotheke, Marienplatz, 8920 Schongau, zum Preis von DM 50,– erhalten.
Sie können sich die homöopathischen Mittel sicher auch in Ihrer Apotheke mischen lassen; möglicherweise gibt Ihnen Ihr Apotheker auch jeweils 1 Tablette Kupfer- und Silberamalgam; sprechen Sie mit ihm.

Natürliche Mittel zur Entgiftung

Zwangsläufig kommt jeder von uns mit Schadstoffen in Berührung, mit Auto- und Industrieabgasen, mit Zusatzstoffen oder Schadstoffen in Nahrungsmitteln. Viele Menschen führen ihrem Körper durch Alkohol- und Tablettenmißbrauch und durch Rauchen weitere Gifte zu.

Alle Giftstoffe gelangen über Haut und Lunge oder den Magen-Darm-Kanal in den Körper. Die Leber hat nun neben ihren vielfältigen anderen Aufgaben auch die, alle Gifte abzubauen. Sie wird dabei von Niere, Lunge und Haut unterstützt. **Die Leber entlasten**

Zur Entlastung und Stärkung unserer Entgiftungsorgane gibt es einfache Hilfen: Kuren mit *Heilkräuter-Tees* und die *Phönix-Entgiftungsreihe*.

Für Zubereitung und Anwendung der Tees gilt:

● Heilpflanzen können ihre Wirkung nur entfalten, wenn sie richtig zubereitet, gezielt eingesetzt und sorgfältig dosiert werden. In den einzelnen Rezepten habe ich Ihnen angegeben, welche Pflanzenteile – Wurzeln, Blüten, Blätter, Rinden – Sie in welchen Mengen benötigen. Lassen Sie sich die Tees vom Apotheker mischen.

Richtig dosieren ● Heilkräuter können, ebenso wie andere Heilmittel, Nebenwirkungen haben, wenn sie nicht richtig dosiert sind. Halten Sie sich also bitte an die Dosierungsvorschrift.

● Treten während der Tee-Kur infolge von Unverträglichkeit Durchfälle, Magen-Beschwerden oder Blasenreizungen auf, was selbst bei vorschriftsmäßiger Anwendung vorkommen kann, setzen Sie den Tee bitte sofort ab.

● Pollenallergiker können bei der Tee-Zubereitung (Einatmen von Pollen) allergisch reagieren – wenn nötig: Mund und Nase schützen durch ein feuchtes Tuch.

● Trinken Sie Ihren Heilkräuter-Tee kurmäßig über einen Zeitraum von zwei bis vier Wochen. Machen Sie die Tee-Kur nicht häufiger als zwei- bis dreimal im Jahr. Eine dauernde Anwendung hat einen Gewöhnungseffekt; der Körper reagiert nicht mehr auf die heilende Inhaltsstoffe. **Die Tee-Kur**

● Da die Heilkräuter-Tees den Körper zur Ausscheidung der Gifte veranlassen und die Haut, wie wir wissen, auch ein

Entgiftungsorgan ist, kann es vorübergehend zu einer Verschlimmerung der Akne kommen. Diese Beschwerden klingen nach zwei Wochen wieder ab. Einer Verschlimmerung können Sie vorbeugen, indem Sie – zusätzlich zu Ihrem Tee – mindestens 2 Liter Mineralwasser pro Tag trinken.

Vielfältige Wirkung

Ich empfehle Ihnen eine *Tee-Mischung*, die sowohl zur Entgiftung, als auch für die Behandlung der Akne und zur Anregung der Darmtätigkeit sehr gut geeignet ist: *Walnußblätter* wirken vor allem entzündungshemmend auf die Talgdrüsen, *Mariendistel* entgiftet die Leber, *Löwenzahn* regt die Verdauungssäfte an, *Brennesseln* unterstützen die Tätigkeit der Nieren.

Walnußblätter	25 g
Mariendistelfrüchte	25 g
Löwenzahnwurzel und -kraut	25 g
Brennesselblätter	25 g

Zubereitung und Anwendung dieser Tee-Mischung:
1 Teelöffel der Mischung in eine Tasse geben, mit kochendem Wasser überbrühen, zugedeckt 3 bis 5 Minuten ziehen lassen. Täglich morgens eine Tasse Tee trinken.

Wenn Sie zu den Menschen gehören, die auch einen etwas weniger schmackhaften Tee trinken, empfehle ich Ihnen die folgende Tee-Mischung, die hervorragend entgiftet:

Tausendgüldenkraut	40 g
Ackergauchheilkraut	30 g
Erdrauchkraut und -blüten	30 g

Zubereitung und Anwendung dieser Tee-Mischung:
1 Teelöffel der Mischung in eine Tasse geben, mit kochendem Wasser überbrühen, zugedeckt 5 Minuten ziehen lassen. Täglich morgens eine Tasse Tee trinken.

Wichtig

● Bitte beachten Sie: Fertig-Tees zur Blutreinigung und zum Abführen enthalten häufig Aloe, Sennesblätter oder auch Faulbaumrinde – Abführdrogen, die Durchfälle auslösen und bei regelmäßigem Gebrauch zu einer Entzündung des Darms führen können. Durchfälle wiederum haben einen Mineralstoffmangel zur Folge. Nur Ihr Arzt/Therapeut kann bestimmen, ob die Anwendung dieser Tees für Sie richtig ist.

Alternativ zur Entgiftung mit Heilkräuter-Tees besteht die Möglichkeit, mit Hilfe von homöopathischen Komplexmitteln den Körper zu entgiften. Eine empfehlenswerte *Entgiftungsreihe* stellt die Firma Phönix her: PHÖNIX-Antitox, PHÖNIX-Solidago, PHÖNohepan. Diese drei Tropfflaschen können Sie sich von Ihrem Therapeuten verschreiben lassen, der Sie auch in der Anwendung unterweisen wird.

Fragen Sie Ihren Therapeuten

● Da diese Komplexmittel, die in der Regel gut vertragen werden, den Körper zur Ausscheidung der Gifte veranlassen und die Haut, wie wir wissen, auch ein Entgiftungsorgan ist, kann es vorübergehend zu einer Verschlimmerung der Akne kommen. Diese Beschwerden klingen nach zwei Wochen wieder ab. Einer Verschlimmerung können Sie vorbeugen, indem Sie mindestens 2 Liter Mineralwasser pro Tag trinken.

Heilen mit Duftstoffen: Aromatherapie

Düfte beeinflussen unser Wohlbefinden auf positive Weise. In der Naturheilkunde werden sie schon seit langem erfolgreich auch zur Heilung von Krankheiten verwendet. Sie fördern die Selbstheilungsprozesse im Körper und eignen sich hervorragend zur Unterstützung jeder Therapie.
Die heilenden Kräfte von Duftstoffen können sich allerdings nur dann entfalten, wenn Sie gesund leben, sich also gesund ernähren, ausreichend schlafen und sich viel bewegen.
Grundlage jeder Aromatherapie sind ätherische Öle, Duftstoffe, die aus bestimmten Pflanzen gewonnen werden; sie verdampfen rückstandsfrei.

Ätherische Öle

Zu den Pflanzenölen, die eine positive Wirkung auf die Akne-Haut haben, gehören die *Öle aus Sandelholz, Bergamotte, Zedernholz, Wacholder, Lavendel* und *Kamille*. Sie tragen zu einer Regeneration der Hautzellen bei und wirken antibakteriell, töten also Bakterien ab. Sowohl auf die Haut als auch

69

generell auf Ihr Wohlbefinden haben die Düfte eine sehr positive Wirkung.

Wählen Sie Ihre Öle selbst

● Wählen Sie die Duftrichtung, die Ihnen angenehm ist. Öle, die Sie im wahrsten Sinne des Wortes »nicht riechen können«, sollten Sie nicht verwenden. Überlassen Sie sich in der Wahl Ihrer Duftstoffe und Ihrer Körperpflegemittel ruhig Ihrer Intuition.

● Besorgen Sie sich (Apotheke, Drogerie, Naturkostladen) verschiedene ätherische Öle Ihrer Wahl, außerdem eine Duftlampe. Achten Sie darauf, daß Sie die Öle in braunen Flaschen erhalten, Licht zerstört den Duft der Öle.

● Aromatherapie sollten Sie in einem Raum machen, in dem Sie sich gerne für längere Zeit aufhalten.

So wird's gemacht:
Geben Sie mindestens 5, höchstens 10 Tropfen von einem Öl oder von mehreren Ölen mit etwas Wasser in die Schale einer Duftlampe. Zünden Sie Kerze oder Teelicht der Lampe an, das Wasser erhitzt sich und verdampft – der Duft erfüllt den ganzen Raum. Setzen Sie sich diesen Düften aus; entspannen Sie sich dabei, hören Sie Musik, lesen Sie oder tun Sie gar nichts, außer vielleicht ein wenig nachdenken.

● Auch Ihren Körperpflegemitteln, vor allem dem Jojoba-Öl, können Sie ätherische Öle zusetzen.

So wird's gemacht:
Geben Sie 3 bis 10 Tropfen des ätherischen Öls Ihrer Wahl in 100 ml Jojoba-Öl, also eine gefüllte Flasche, wie sie üblicherweise verkauft wird. Diese Mischung können Sie nach dem Baden zum Einfetten der Haut verwenden (→ Seite 52).

Zusatz zum Körperöl

Keine Räucherstäbchen

Weil das Abbrennen von *Räucherstäbchen* viel praktiziert wird, weil der Duft beliebt ist, möchte ich darauf hinweisen, daß die beim Verbrennungsvorgang entstehenden Produkte (zum Beispiel Ruß, Rauch, Kohlendioxyd) der Akne-Haut sehr schaden. Sie legen sich wie eine undurchdringliche Schicht über die Haut, wodurch die Akne sich verschlimmert. Also: Räucherstäbchen nicht verwenden!

Was der Therapeut tun kann

Für den Therapeuten, den Arzt oder den Heilpraktiker, gibt es eine Vielzahl von Möglichkeiten, Akne in all ihren Ausprägungen zu behandeln. Die Behandlung mit den im folgenden dargestellten natürlichen Behandlungsmethoden führt nur zum Erfolg bei einer gesunden Lebensweise und der richtigen Ernährung.

Homöopathie

In der Homöopathie werden natürliche Substanzen zur Heilung genützt: Pflanzliche und tierische Substanzen sowie Mineralien, nach bestimmten Regeln aufbereitet (potenziert), werden zur Behandlung des ganzen Menschen eingesetzt, seiner körperlichen und seelischen Beschwerden unter Berücksichtigung seiner individuellen Eigenheiten.

Der ganze Mensch wird behandelt

Dieses Naturheilverfahren, entwickelt von dem Arzt Samuel Hahnemann (1755 bis 1843), wirkt nach dem Ähnlichkeitsprinzip: »Ähnliches möge Ähnliches heilen«. Das bedeutet: Die Beschwerden eines kranken Menschen werden mit dem homöopathischen Heilmittel behandelt, das, nicht homöopathisiert, also in der Ursubstanz, dieselben Beschwerden bei einem gesunden Menschen hervorruft.

Behandlungsprinzip

Die Wahl des zu einem Menschen passenden Mittels ist Sache des erfahrenen Therapeuten. Ein spezielles homöopathisches Mittel gegen Akne gibt es nicht, denn auch in diesem Fall wird der ganze Mensch behandelt.

In der Homöopathie unterscheidet man zwischen Konstitutionsmitteln, Komplexmitteln und Organpräparaten.

Ein Konstitutionsmittel verbessert die körperliche und seelische Verfassung eines Menschen, seine Konstitution. Komplexmittel sind Mischungen aus einzelnen homöopathischen Mitteln, Organpräparate werden aus tierischen Substanzen aufbereitet.

Fragen Sie Ihren Therapeuten

Konstitutions- und Komplexmittel können Sie rezeptfrei in der Apotheke bekommen, Organpräparate sind apothekenpflichtig. Die Wahl des passenden Mittels jedoch müssen Sie Ihrem Arzt oder Therapeuten überlassen.

Bachblüten-Therapie

Natürliche Hilfe für die Seele

Die Pubertät bringt alle Betroffenen leicht aus dem seelischen Gleichgewicht. Bachblüten sind hervorragend geeignet, um Gefühlsschwankungen jeder Art auszugleichen, um Ängste, Unsicherheit oder Erschöpfung wirkungsvoll zu behandeln.
Der englische Arzt, Pathologe, Immunologe und Bakteriologe Dr. Edward Bach (1886 bis 1936) war es, der herausfand, daß die Heilkräfte in den Blüten vieler Pflanzen einen positiven Einfluß auf die seelische Verfassung des Menschen haben.
Eine Bachblüten-Therapie kann nur unter Aufsicht eines Therapeuten durchgeführt werden.

Akupunktur

Diese vier Jahrtausende alte, zuerst in China angewandte Heilmethode eignet sich ebenfalls hervorragend als Zusatzbehandlung bei Akne. Mit ihrer Hilfe lassen sich Stoffwechsel und Verdauung günstig beeinflussen.
Akupunktur beruht auf der Vorstellung, daß unsere Lebensenergie in geschlossenen Bahnen, den Meridianen, im Körper und an der Körperoberfläche fließt. Zu einer Gesundheitsstörung oder zu Krankheit kommt es, wenn der Energiefluß gestört oder gar blockiert ist.
Bei der Akupunktur werden bestimmte Punkte auf den Meridianen, zugeordnet unseren Organen und Organsystemen, in der Regel mit Hilfe von Nadeln gereizt, um Störungen oder Blockaden des Energieflusses zu beheben.
Diese Heilmethode kann nur der darin erfahrene Therapeut durchführen.

Anregung der Lebensenergie

Reflexzonen-Massage

Diese Massagemethode, als Zusatzbehandlung bei Akne bewährt, geht ebenfalls von der Erfahrung aus, daß die Lebensenergie in bestimmten Bahnen im Körper fließt, und daß
darüber hinaus eine Verbindung zwischen Organen und
Organsystemen mit unseren Füßen und unseren Händen
besteht.

Durch Drücken und Massieren bestimmter Punkte an Hän- **Aktivierung**
den und Füßen können Körperbereiche aktiviert werden.

Diese Massagemethode, die in vereinfachter Form bereits
seit Jahrtausenden angewendet wird, wurde von dem ameri-
kanischen Arzt Dr. Fitzgerald (1872 bis 1942) zu ihrer heuti-
gen Form entwickelt.

Als flankierende Maßnahme bei der Akne-Behandlung sollte
sie von einem erfahrenen Therapeuten angewendet werden.

Darm-Sanierung

Ein gesunder Darm ist die Voraussetzung für Gesundheit –
somit auch für gesunde Haut. Über den Darm gelangen die
lebenswichtigen Nährstoffe aus der Nahrung ins Blut und mit
ihm bis in die kleinste Körperzelle (→ Seite 24). Überdies
schützt uns die natürliche Besiedlung des Darms mit uns
»freundlich gesonnenen« Bakterien, die Darmflora, zusammen mit bestimmten, in der Darmwand eingelagerten Zellen,
vor Krankheiten.

Darm und Der Darm also ist wesentlicher Teil unseres Abwehrsystems.
Abwehr- Das macht verständlich, daß Darmerkrankungen zu einer
system unzureichenden Versorgung mit den lebenswichtigen Nährstoffen und zu einer Schwächung der Selbstheilungskräfte
führen.

Falsche Ernährung, auch Medikamente wie Antibiotika, können die Darmflora zerstören. Die Folgen sind Durchfälle,
chronische Verstopfung oder Pilzbefall im Darm. Diese Symptome treten bei Jugendlichen in der Pubertät häufig auf.

● Bei chronischen Durchfällen und chronischer Verstopfung
müssen Sie in jedem Fall einen Arzt aufsuchen. Nur er kann

73

die Ursache dieser Störungen diagnostizieren und auf die richtige Weise behandeln.

Worauf ich in diesem Zusammenhang besonders hinweisen möchte, ist eine in fast beängstigender Weise zunehmende Erkrankung: der Pilzbefall des Darms.

Pilze im Darm

● Pilzbefall ist eine ernstzunehmende Krankheit. Anzeichen sind Verstopfung, Durchfall, Blähungen, Aufstoßen, weiße Flecken in der Mundhöhle, chronische Heiserkeit und Afterjucken. Bei Frauen können auch Entzündungen der Scheide auftreten. Leider kann diese Erkrankung auch ohne Beschwerden verlaufen.

Begünstigt wird die Entwicklung der Pilze im Darm durch ein Ungleichgewicht im Säure-Basen-Haushalt und durch falsche Ernährung mit viel Süßigkeiten, mit Zucker, Honig, Weißmehlprodukten.

Eine Darm-Sanierung kann nur von einem erfahrenen Therapeuten durchgeführt werden.

Fasten

Wirksame Hilfe

Fasten-Kuren entgiften und entschlacken den Körper, sie regulieren das Gewicht und unterstützen eine Darm-Sanierung. Außerdem sind sie eine große Hilfe bei der Umstellung der Ernährung.

● Grundsätzlich gilt: Akne-Patienten dürfen nicht selbständig fasten, sondern nur unter Anleitung eines erfahrenen Fasten-Arztes oder Therapeuten.

Operative Glättung der Narbenhaut

In fast allen Hautkliniken werden auf Wunsch die durch Akne entstandenen Narben operativ geglättet. Ihr Arzt informiert Sie.

Akne-Kur in der Klinik

In Deutschland, aber auch im Ausland (sogar am Toten Meer, dessen Wasser durch seinen hohen Salzgehalt eine besonders stark heilende Wirkung besitzt) gibt es viele Spezialkliniken für Hauterkrankungen. Die Kur muß von Ihrem Arzt beantragt werden, in bestimmten Fällen übernehmen die Krankenkassen die Kosten. Für Kuren im Ausland bestehen Sonderregelungen, die Sie mit Ihrer Kasse besprechen müssen.

Fragen Sie Ihren Therapeuten

Zum Nachschlagen

Adressen, die weiterhelfen

Fachverband Deutscher Heilpraktiker
Helsbachstraße 30
5300 Bonn 1
(Auskunft kostenlos)

Zentralverband der Ärzte
für Naturheilverfahren
Bismarckstraße 3
7290 Freudenstadt
(nur schriftliche Auskunft:
bitte legen Sie DM 2,50 in Briefmarken bei)

B & W Naturpflege
Hammerstraße 156
4300 Essen 15
(Leitfaden für Kosmetikpräparate)

Bücher, die weiterhelfen

Bräckle, Isolde, *Köstlichkeiten mit Quark und Joghurt*, Gräfe und
    Unzer Verlag, München
Cardas, Elena, *Atmen – Lebenskraft befreien*, Gräfe und Unzer
    Verlag, München
Dahlke, Rüdiger, *Gewichtsprobleme*, Knaur-Verlag, München
Elmadfa/Aign/Fritzsche, *GU Kompaß Nährwerte*, Gräfe und Unzer
    Verlag, München
Elmadfa/Muskat/Fritzsche, *GU Kompaß E-Nummern – Lebensmit-*
    tel-Zusatzstoffe, Gräfe und Unzer Verlag, München
Faber, Stephanie, *Natürlich schön*, Heyne Verlag, München
Fischer-Rizzi, Susanne, *Himmlische Düfte*, Hugendubel Verlag,
    München
Flade, Dr. med. Sigrid, *Allergien natürlich behandeln*, Gräfe und
    Unzer Verlag, München
Flade, Dr. med. Sigrid, Neurodermitis natürlich behandeln, Gräfe
    und Unzer Verlag, München
Früchtel. Ingrid, *Das vegetarische Kochbuch*, Gräfe und Unzer
    Verlag, München
Früchtel, Ingrid, *Vollwert-Küche*, Gräfe und Unzer Verlag, München
Gümbel, Dr. rer. nat. Dietrich, *Wie neugeboren durch Heilkräuter-*
    Essenzen, Gräfe und Unzer Verlag, München

Handschmann, Johanna, *Vollwertküche – leicht gemacht – Gemüse und Vollwertküche – leicht gemacht – Müsli*, Gräfe und Unzer Verlag, München

Hopfenzitz, Petra, *GU Kompaß Mineralstoffe*, Gräfe und Unzer Verlag, München

Hopfenzitz, Petra/Lützner, Dr. med. Hellmut, *Fasten und Meditation*, Gräfe und Unzer Verlag, München

Keshava, Dasappa und Esther Jenny, *Yoga – Grundkurs für Anfänger*, Gräfe und Unzer Verlag, München

Klevers Kalorien/Joule-Kompaß, Gräfe und Unzer Verlag, München

Lützner, Dr. med. Hellmut, *Wie neugeboren durch Fasten*, Gräfe und Unzer Verlag, München

Lützner, Dr. med. Hellmut/Million, Helmut *Richtig essen nach dem Fasten*, Gräfe und Unzer Verlag, München

Peck, Scott M., *Der wunderbare Weg*, Bertelsmann Verlag, München

Pahlow, Mannfried, *Meine Heilpflanzen-Tees*, Gräfe und Unzer Verlag, München

Pfeiffer, Dr. med. Amrei, *Magen-Darm-Beschwerden natürlich behandeln*, Gräfe und Unzer Verlag, München

Rias-Bucher, Barbara, *Natürlich kochen – köstlich wie noch nie*, Gräfe und Unzer Verlag, München

Rias-Bucher, Barbara, *Vegetarisch genießen, Gräfe und Unzer Verlag*, München

Rosival, Dr. Vera, *Migräne natürlich behandeln*, Gräfe und Unzer Verlag, München

Scheffer, Mechthild, *Die Bach-Blüten-Therapie*, Hugendubel Verlag, München

Stempfer, Franz, *GU Kompaß Biorhythmus*, Gräfe und Unzer Verlag, München

Stumpf, Werner, *Der große GU Ratgeber Homöopathie*, Gräfe und Unzer Verlag, München

Tisserand, M., *Aromatherapie*, Bauer-Verlag, München

Unger-Göbel, Ulla, *GU Kompaß Vitamine*, Gräfe und Unzer Verlag, München

Wagner, Dr. Franz, *Akupressur leicht gemacht*, Gräfe und Unzer Verlag, München

Wagner, Dr. Franz, *Reflexzonen-Massage leicht gemacht*, Gräfe und Unzer Verlag, München

Wolter, Annette, *Kartoffeln – leicht gemacht*, Gräfe und Unzer Verlag, München

Wolter, Annette, *Salate – leicht gemacht*, Gräfe und Unzer Verlag, München

Sachregister

CIP-Titelaufnahme der
Deutschen Bibliothek

Fischer, Anita:

Akne natürlich behandeln : So
helfen Naturheilverfahren und
Naturheilmittel bei fettiger Haut,
Mitessern, Aknepusteln,
Furunkeln ; wirkungsvolle
Anwendungen für die eigen-
verantwortliche Behandlung zu
Hause / Anita Fischer. – 1. Aufl. –
München : Gräfe und Unzer,
1991
(GU-Ratgeber Leben)
ISBN 3-7742-1133-7

© 1991 Gräfe und Unzer GmbH
München

Redaktion:
Doris Schimmelpfennig-Funke
Lektorat: Irene Lenz
Korrektorat: Christine Kohl
Herstellung:
Michael v. Bressensdorf
Umschlaggestaltung:
Heinz Kraxenberger
Druck: Buch- und Offsetdruckerei
Wagner GmbH
Bindung: R. Oldenbourg
Graphische Betriebe

ISBN 3-7742-2617-2